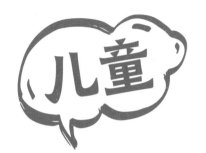

儿童

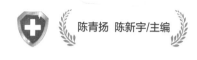
陈青扬 陈新宇/主编

免疫力提升 保健书

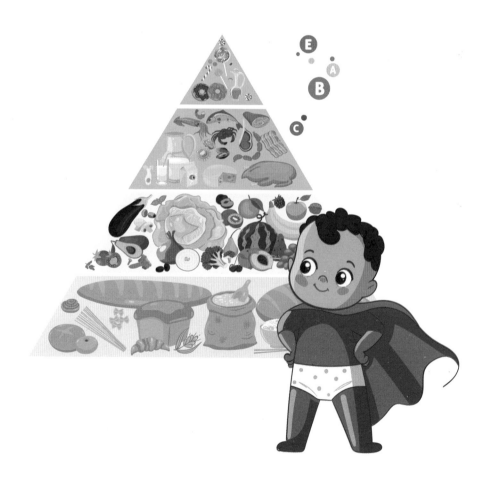

吉林科学技术出版社

图书在版编目（CIP）数据

儿童免疫力提升保健书 / 陈青扬，陈新宇主编．
长春：吉林科学技术出版社，2023．12． -- ISBN 978-7-
5744-1877-6

Ⅰ．R720.3

中国国家版本馆 CIP 数据核字第 2024LN5494 号

儿童免疫力提升保健书
ERTONG MIANYILI TISHEN BAOJIAN SHU

主　　编	陈青扬　陈新宇	
出 版 人	宛　霞	
责任编辑	张　楠　郭　廓	
封面设计	深圳市弘艺文化运营有限公司	
制　　版	深圳市弘艺文化运营有限公司	
幅面尺寸	170 mm × 240 mm	
开　　本	16	
字　　数	210千字	
印　　张	13.5	
页　　数	216	
印　　数	1～5 000册	
版　　次	2025年1月第1版	
印　　次	2025年1月第1次印刷	

出　　版　吉林科学技术出版社
发　　行　吉林科学技术出版社
地　　址　长春市净月区福祉大路5788号出版大厦A座
邮　　编　130118
储运部电话　0431-86059116
编辑部电话　0431-81629520
印　　刷　长春百花彩印有限公司

书　　号　ISBN 978-7-5744-1877-6
定　　价　49.90元

在日常生活中，有些孩子一年到头都在感冒、发热、咳嗽，有的孩子甚至每个月都要去好几次医院。家长对此很担忧，担心孩子身体越来越差，影响生长发育。

有的家长忍不住会问：孩子经常生病，是不是因为抗病能力太差了？其实，我们常说的抗病能力与免疫力息息相关。免疫力是人体自身的防御机制，是人体识别和消灭外来入侵的病毒、细菌等异物，处理自身衰老、损伤、死亡、变性的细胞以及识别和处理体内突变细胞和病毒感染细胞的能力。通俗地讲，免疫力就是人体抵抗疾病、抵御外来有害抗原入侵的能力。人体内执行这一功能的是免疫系统，免疫系统主要负责身体的防御，保护身体免受病毒、细菌等病原体的侵害，相当于为身体筑起了一道"防火墙"。

我们都知道，在面对同一种病毒或细菌感染时，不同的人受到的影响会有所不同。有的人会产生抗体，从容地消灭这种病毒或细菌；有的人则因病毒或细菌的入侵导致身体出现各种不适，这就是个体免疫力的差异性。人体的免疫力受先天遗传因素和后天环境因素的影响，因此每个人的免疫力都不相同。如果孩子的免疫力较低，免疫系统不能正常发挥保护作用，机体就很容易因感染细菌、病毒等而生病。免疫力低的孩子常常表现为体质比较虚弱、睡觉不安稳、精神萎靡、食欲不振、营养不良等，因此很容易生病，而且每次生病都需要较长时间才能恢复，甚至经常反复发作。若长期如此，势必影响孩子的生长发育，对健康十分不利。

　　免疫力分为先天性免疫力和获得性免疫力。先天性免疫力是一出生就具备的免疫能力，对多种病原体都具备防御能力，并非针对某一种病原体，如皮肤对细菌的杀灭作用；获得性免疫力是孩子出生后与病原体等抗原接触后或人工预防接种后，机体获得的免疫防御功能，是人体对某种病原体具有针对性的抵抗能力，如孩子接种过麻疹疫苗，身体就会产生抗体，有能力抵抗麻疹病毒的侵袭。先天性免疫力可以通过科学护理、合理膳食、有效运动等方式来加强，人工预防接种是提高获得性免疫力的一种最经济、最有效的方法。因此，如果想提高孩子的免疫力，需要从这些方面着手。

　　孩子的免疫力既受先天因素的影响，又受后天营养、体育锻炼和人工预防接种等多方面的影响。本书根据孩子免疫系统的发育特点，从调理脏腑、营养膳食、饮食和生活习惯、体育锻炼、情绪管理及人工预防接种等方面多维度地介绍提高孩子免疫力的方式，并针对免疫力低下所造成的常见病症，提出科学的护理和饮食调理建议，通过中医按摩进行辅助治疗，帮助孩子快速康复。希望本书对家长朋友们有所帮助，让体质弱、爱生病的孩子提高免疫力，少生病，更健康！

目录

第2章 养好内脏，给孩子建立"安全屏障"

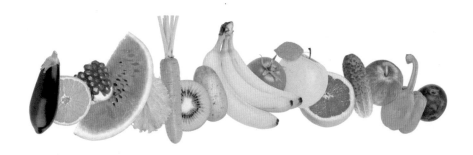

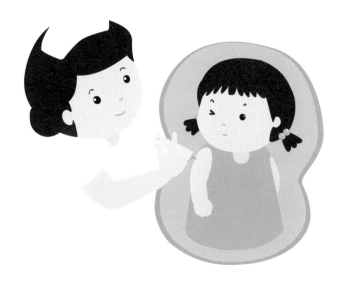

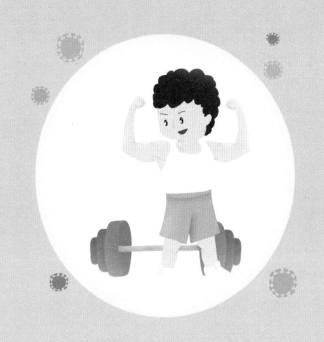

第1章

免疫力：孩子与疾病之间一道重要的"防火墙"

即使生活在相同的环境下，孩子们的身体情况也有很大的差异。有的孩子经常感冒，有的孩子感冒后很快就能痊愈，而有的孩子一年到头很少生病，这就是免疫力的作用。免疫力与我们的健康密切相关，对于孩子来说更是如此，它为孩子的健康筑起了一道重要的"防火墙"。

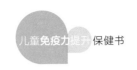

什么是**免疫力**

作为家长，最头疼的事情莫过于孩子的健康问题，有些身体娇弱的孩子几乎每个月都要到门诊几次。面对这种情况，家长往往忧心忡忡，不免要问："孩子经常生病，是不是因为免疫力低下？"

认识免疫力和免疫系统

● **免疫力**

在我们所生存的环境中，细菌、病毒、真菌、衣原体、支原体等微生物无处不在，当流行某种传染病时，有的孩子会因受到传染而发病，而有的孩子即使被传染了也没有发病，这说明没有发病的孩子体内已拥有抵御疾病的能力，即免疫力。

简单来说，免疫力是免疫系统进行自我保护的一种能力，也就是人体的抗病能力，是机体抵抗外来侵袭、维持体内环境稳定的能力，在西医范畴内被称为"免疫力"，中医学则称之为"正气"。《黄帝内经》中提到"正气存内，邪不可干"，强调的就是当人体处于健康状态时，任何细菌、病毒都无法侵袭。免疫力就好像一道屏障，可以把疾病、有害细菌、病毒等通通抵御于屏障之外。孩子是否经常生病、生病后能否快速康复，在很大程度上与自身免疫力的强弱有关。

● **免疫系统**

免疫力是依靠人体免疫系统发挥作用的，孩子在成长发育的过程中，会不断受到外界各种各样的病原体的侵袭，这时候就需要身体里的免疫系统发挥作用，守护孩子的健康。免疫系统由免疫器官、免疫细胞和免疫分子组成，它能够识别、排斥并消灭各种导致疾病的病毒、细菌、寄生虫等，并与机体其他系统相互协调，共同维持机体内环境稳定和生理平衡，以保护孩子的身体不受疾病的伤害，是维护身体健康、防御和战胜疾病的重要屏障。

免疫力的种类

人体的免疫力按其获得方式，可分为先天性免疫力和获得性免疫力。

● 先天性免疫力

先天性免疫力即一出生就具备的免疫力，是可以遗传的。由于这种免疫系统在发挥防御功能的时候，不需要之前接触过病原体，也不是针对某一种病原体，只是一般的抵抗能力，故也称为非特异性免疫力。例如，皮肤、黏膜的屏障作用，白细胞的吞噬作用，等等。家长可以通过科学护理、合理膳食、有效运动等方式来增强孩子的先天性免疫力。

● 获得性免疫力

获得性免疫力又称适应性免疫力或特异性免疫力，是个体出生后与病原体等抗原接触后或人工预防接种后机体获得的免疫防御功能，是人体对某种病原体具有针对性的抵抗能力。例如，孩子得过麻疹，身体就会产生抗体，不会再得第二次。获得性免疫力是因人、因病而异的，具有特异性和免疫记忆，即只针对一种病原体，该病原体初次免疫

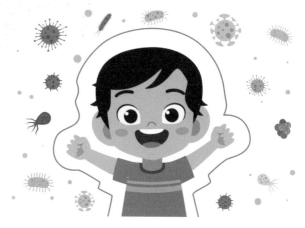

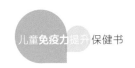

应答后即可产生相应抗体，一般可通过人工预防接种、患传染病或隐性感染来获得这种抵抗能力。

免疫系统的三大功能

免疫系统是防御病原体入侵最有效的武器，它能发现异物、外来病原微生物等引起内环境波动的因素并将其有效清除。免疫系统对维持我们的生命活动和身体健康起着极其重要的作用，健全的免疫系统具备三大功能：免疫防御功能、免疫监视功能及免疫自稳功能。

● **免疫防御功能**

免疫防御功能是帮助人体抵御病原体及其毒性产物的侵犯，从而避免感染性疾病发生的功能。

我们生活的环境中存在着许多可致病的微生物。我们吸入的空气、摄入的食物、接触的日常物品等表面看起来很干净，实际却存在着很多看不见的病毒、细菌、真菌等。免疫防御功能的作用便是阻挡、消灭这些病原体。

孩子从一出生就拥有一定的免疫力，即非特异性免疫力，例如，在人体组织和血液中有许多能消灭微生物的吞噬细胞和物质。此外，孩子出生后还能获得针对性很强的免疫力，即特异性免疫力。例如，孩子接种牛痘疫苗便可以预防天花的感染；接种白喉、麻疹疫苗可以获得抗白喉、麻疹的免疫力。这是由于体内产生了

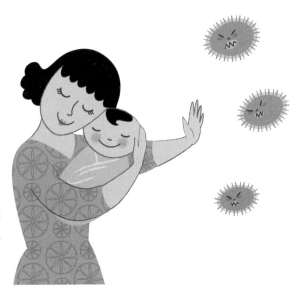

针对该病原体的抗体，当再接触该病原体时就不会被感染。

当免疫防御功能正常时，可以帮助人体抵抗疾病。但当该功能过于强大时，可发生过敏反应；当该功能过于低下时，可发生免疫缺陷病，容易被细菌、病毒及其他微生物感染，造成感染性疾病。

● 免疫监视功能

免疫系统具有识别、杀伤并及时清除体内突变细胞，防止肿瘤及持续感染的功能。

我们的身体好比一个大型工厂，每时每刻都在制造各种新生细胞。在这样大批量的生产过程中，在多种因素的干扰下，会生产出一些突变的细胞。这些突变的细胞不具备正常细胞的功能，如果没有免疫监视功能及早将其识别、清除，它们可能会不断地生长，最后可能演变为肿瘤。免疫监视功能就像随时监督、检查的"质量检查员"，把突变的细胞及时清除掉。当人体免疫监视功能低下时，可能导致肿瘤或持续性的病毒感染的发生。

免疫自稳功能

免疫自稳功能是指机体及时识别、清除体内衰老、死亡或损伤的自身细胞，维持机体内环境稳定的功能。

人体组织细胞时刻不停地更新换代，随时有大量新生细胞代替衰老和受损伤的细胞。免疫系统能及时地把衰老和死亡的细胞识别出来，并把它们从体内清除出去，从而维持人体内部环境的稳定。

孩子免疫系统发育特点

免疫系统由免疫器官、免疫细胞及免疫分子组成，孩子的免疫器官的结构和功能在儿童时期，特别是在婴幼儿时期的发展变化非常大，多种免疫细胞和免疫分子从无到有、从少到多、从幼稚到成熟，由此可见，年龄因素在免疫系统的发育中处于重要地位。

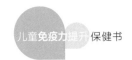

孩子免疫系统的发育可以分为以下三个阶段。

强势期：0～6个月　　孩子从出生到6个月，虽然不够强壮，却不太容易生病，这是因为他们从母体中获取了抗体，构成了其成长过程中的第一道防御系统。

免疫功能缺失期：6个月～3岁　　孩子出生6个月后，这些从母体中获得的抗体和其他营养物质被消耗殆尽，而自身的免疫系统又尚未发育完善，抵抗外来致病微生物的能力较弱。在这个阶段，孩子正处在生理上的"免疫功能缺失期"，而也是在这一阶段，孩子刚刚学会爬行、走路，对世界充满好奇，喜欢到处摸一摸，对于小手里拿到的东西也想尝一尝。病从口入，无形中加大了孩子感染病原微生物的概率。所以在这一时期，孩子比较容易生病。

免疫功能增强期：3～10岁　　随着孩子年龄的增长，免疫器官不断发育完善，免疫系统也通过不断与外界物质接触，逐步适应，正常发育成熟。3岁以上的孩子体内免疫血清的抗体浓度接近成人。到了10岁左右，孩子整个免疫系统的抵抗能力已和成人相当。

根据上述免疫系统的发育特点，对于3岁以下的孩子，如果经常感冒、咳嗽等，家长也不必过于担心，大多是因为孩子自身免疫力较低下。为孩子安排好饮食，做好生活上的护理，适当带其进行体育锻炼，随着年龄的增长，孩子自身的免疫力就会慢慢得到提高。

孩子的免疫力**来自哪里**

免疫是机体的一种生理性保护反应，其本质是识别自身、排除异己。年龄越小的孩子，免疫力越低下，随着年龄的增长，慢慢地逐渐达到成人水平。那么，孩子的免疫力是怎么获得的呢？家长要如何做才能有效地提高孩子的免疫力呢？

从母体中获得

孩子出生时从母体中获得了一定的免疫球蛋白，可以抵抗常见细菌和病毒的侵袭，所以6个月以内的婴儿一般较少生病。出生6个月后，之前从母体中获取的抗体逐渐减少，孩子自身的抵抗能力还没有完全建立，这时就容易感染一些疾病。为了给孩子打个好底子，父母一定要优生优育，在怀孕之前就要提高自己的免疫力，提升自己的身体素质，这样孩子自身的免疫力才会比较高，才能够防御出生以后外界环境中的各种病原微生物。

对于月龄尚小的宝宝，妈妈们除了要在备孕的时候提高自身免疫力，还要坚持母乳喂养。母乳是妈妈给予孩子天然的、最理想的食物，它不但能够为孩子提供均衡的营养，而且是提高孩子免疫力的首选食物。母乳中含有多种增强免疫力的抗体成分，尤其是初乳（产后一周内分泌

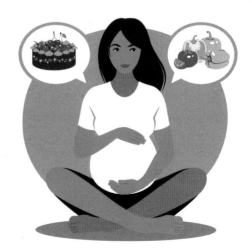

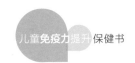
的乳汁），含有多种可预防疾病的抗体和免疫细胞，是任何配方奶粉都无法替代的。初乳里的蛋白质有近90％都是更易被宝宝消化的乳清蛋白，且富含免疫球蛋白及细胞因子，对初生宝宝的免疫系统、肠道成熟和消化吸收都很有帮助。而成熟乳中的乳清蛋白约占70％，它提供了比例最优的氨基酸和最佳的氨基酸组合，蛋白质利用率很高，便于消化和吸收。母乳中还含有较多的脂肪酸、乳糖和比例适宜的钙磷等营养元素，既适合婴儿的消化和营养需求，又不易引起过敏反应。此外，母乳中的益生元能帮助改善孩子的肠道环境，所含的核苷酸有利于保持免疫细胞的天然活性，激发孩子体内自我保护的免疫功能。因此，要尽可能延长母乳喂养的时间，6个月内尽量坚持纯母乳喂养，而"母乳喂养+辅食"的时间尽量延长到1岁或以上，从而帮助孩子获得良好的免疫力。

从饮食中获得

为了让孩子少生病，归根到底还是要提高孩子自身的防病能力，也就是免疫力。而在免疫系统发挥作用的过程中，对营养物质的损耗是极大的。因为我们身体的免疫系统，不管是产生的抗体还是起杀伤作用的免疫细胞，它们都需要一个快速更新的过程，在这个更新的过程中，需要机体合成一些抗体和细胞，这些新的抗体和细胞的产生需要有新的营养物质来支持。只有通过营养膳食，源源不断地摄入这些营养物质，才能为身体的免疫系统运行提供足够的原料。

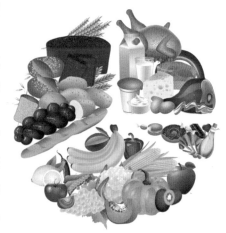

营养物质虽然不能直接杀灭细菌和病毒，但它是一个非常重要的"防疫物资"，有了这些物资，免疫系统才能更好地发挥防御作用。因此，在日常生

活中要注意规律饮食，让孩子养成良好的饮食习惯，一日三餐按时节量，规律饮食；避免暴饮暴食，少吃零食，不要强迫孩子进食，使他们尽量做到不挑食、不偏食，不过饥、不过饱。千万不要因为担心孩子吃不饱而不停地喂养，喂养过量反而对孩子的身体不利，容易引起积食，进而导致肠胃消化不良，损伤孩子的脾胃。

只有营养均衡了，孩子才能有更强的免疫力，因为摄取足够的营养能够补益身体所需的维生素、矿物质、蛋白质、脂肪等营养物质，这些是增强免疫力所需的非常重要的营养素。因此，应注意各类食物的合理搭配，做到营养均衡；以清淡为主，尽量做到少油、少盐，不能因为孩子偏食、厌食而迁就他的口味；要防止长期偏嗜某种食物，以免营养不全，对于孩子不喜欢吃的食物，家长可以变换烹调方式，换着花样做给孩子吃；要少吃一些加工食品，如香肠、爆米花、鱼丸等。此外，要尽量避免在进餐时批评、教训孩子，否则会影响孩子的食欲，不利于孩子的健康。

从睡眠中获得

相信各位家长都知道，优质的睡眠是儿童生长发育的基础。其实，睡眠与免疫力也息息相关。多项研究表明，在睡眠期间，免疫系统会进行自我调节，促进人体多脏器的和谐运转并加速损伤修复。若长期缺乏高质量的睡眠，人体自身的抗病能力也会随之降低，导致容易感染各种疾病。对于儿童来说，睡眠还能促进体格生长和智力发育，而且充足的睡眠是脑细胞能量代谢的重要保证。因此，睡眠对孩子的学习、记忆及整体健康来说都是必不可少的。

让孩子保持充足的睡眠，这样他们才能拥有健康的体魄，才能更好地生长发育。新生儿每天的睡眠时间可达20小时，2～3月龄的婴儿每天睡眠时间应为16～18小时，4～12月龄的儿童每天需要12～16小时的睡眠时间，1～2岁儿童每天睡眠时间应为10～14小时，3～5岁儿童每天睡眠时间应为10～13

小时，6～12岁儿童每天睡眠时间应为9～12小时。

除了让孩子保持充足的睡眠，还要帮助其养成早睡早起的习惯。规律的作息能够帮助孩子养成良好的生活习惯，如果孩子总是晚睡晚起，一日三餐也会变得没有规律，长此以往会导致营养吸收不全面，就会出现生长发育迟缓的现象。所以，家长一定要重视培养孩子的作息规律，这样孩子才能拥有一个健康的身体，免疫力也就会随之提高。

从运动中获得

众所周知，淋巴系统是人体的重要防御系统，能制造白细胞和抗体，滤除病原体，对于液体和养分在体内的分配也起到重要作用。适量运动可以促进淋巴液在身体内的循环，从而提高孩子的免疫力。

运动还能加快身体的新陈代谢，促进血液循环，增强体质；也能促进消化，增强孩子食欲，有利于营养物质的吸收。此外，孩子在运动的过程中，能够很好地锻炼身体的协调能力和平衡能力，有利于开发右脑。

无论对哪个年龄段的孩子来说，运动都是增强免疫力的良好途径，家长应该鼓励孩子多参加运动，增强抗病能力。当然，运动也不宜过量，运动的强度要以孩子能够承受为佳，否则容易造成孩子的逆反心理，使其对运动产生厌烦情绪。在运动的过程中，家长可以帮助孩子学习运动技巧，使其建立自信心，这样孩子才能更享受运动，并长久地坚持下去。

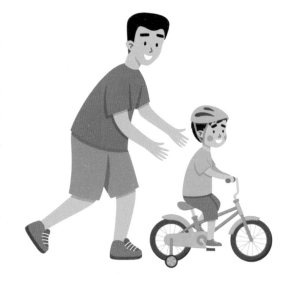

家长也可以让孩子经常参与户外活动，哪怕是在户外玩耍、游戏等，只要让孩子动起来，同样能够增强体质、提高抗病能力，促进智力的发育，对其身体大有好处。

从护理中获得

孩子6个月后，即使仍然接受母乳喂养，从母体中获得的抗体也会逐渐降低，这时孩子的免疫力就会下降，开始需要建立自身的免疫力了。此时，护理对孩子来说就尤为重要了。有些家长不免心里嘀咕："护理还不简单吗？孩子吃好穿好就行了。"让孩子吃好穿好说起来简单，真正做好却很难。

每到流感季节，大人就很容易感冒，稍有不慎便会将病毒传染给孩子。在门诊中，不少孩子都是被家里的大人传染的。建立孩子自身免疫力的基础，首先是居家环境要保持干净卫生，减少病原体的滋生和繁殖。家里的成员要注意保持身体健康，一旦生病，就要减少与孩子接触。

天气变化时，家长未及时给孩子增减衣物，也是造成孩子生病的直接因素。一般来说，孩子穿的衣物和大人一样多即可，孩子是纯阳之体，阳气充足，千万不要因为孩子年龄过小，担心孩子着凉，就把其包得里三层外三层，这样反而容易生病。如果孩子穿太多，热量没有办法散发，容易导致孩子大量出汗，全身毛孔扩张，更容易受到病毒侵袭，从而引发感冒。因此，家长一定要根据天气变化情况适当给孩子增减衣物。早晚天气寒凉的时候，建议给孩子加一件外套，戴上小帽子，这样可以免受风寒的侵袭，不容易感冒。睡觉的时候被子也不宜太厚，如果孩子因为过热而踢被子，反而更容易受凉。此外，因孩子自身调节体温的能力较弱，穿得过多、盖得过厚会助长阳气，导致上火，也容易造成感冒。

在饮食上要做到按需喂养，饮食过量、吃冰冷的食物、喝碳酸饮料等都容易损害孩子脆弱的脾胃，影响脾胃功能，导致其自身抗病能力下降。

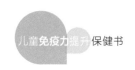
从好情绪中获得

现代医学证明，人类的很多疾病和负面情绪密切相关，哪怕只是轻微的情绪变化，对我们的身体都会有影响。而情绪对免疫力的影响也很大，研究显示，长期保持积极、乐观的生活态度，可以让人体的免疫球蛋白数量显著升高，增强人体的免疫应答能力；相反，如果长期保持消极的生活态度，那么人体的免疫应答能力就会显著降低，容易引起各种炎症反应。对于孩子来说更是如此。

很多孩子刚入幼儿园时很容易生病，这和情绪有着莫大关系。孩子刚刚步入幼儿园，需要面对全新的环境，还要与爸爸妈妈分离，情绪、精神乃至全身心都会发生相应的变化，从而导致免疫力下降，因此刚入园的孩子往往更容易生病。

孩子的内心是十分敏感的，不要看孩子年龄小，其实家长的情绪他们都能体会到。因此，家长平时要注意自身情绪的控制，不要把工作、生活中的消极情绪带给孩子。一个轻松快乐的家庭氛围对孩子自身免疫力的建立有很好的帮助。亲子共处时，可以一起玩游戏、讲故事，这有助于营造轻松愉快的家庭氛围。

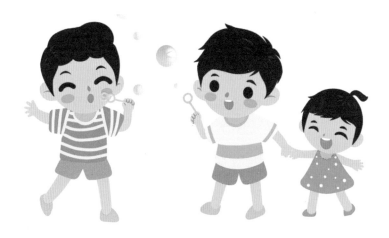

生病时获得

人体的免疫系统是逐步建立起来的，而婴幼儿的免疫系统没有成人的免疫系统那么强大，更容易感冒、发热，所以孩子偶尔感冒、发热是正常现象，而且在跟外界环境接触的过程中，身体只有接触到各种病原体，才能激活身体的免疫系统，从而产生抵御这种病原体的能力。很多家长看到孩子出现感冒症状，就马上带其去打针，或者让其吃消炎药，希望把病压下去，其实这样反而对孩子的健康不利。

如果在孩子生病初期就大量使用抗生素治疗，会一下子把病原体杀死，导致身体的免疫系统来不及对病原体做出防御反应。孩子的身体受不到病原体的刺激，自身免疫力就难以形成，当这种病原体再次来袭时，孩子还是会中招。

对孩子而言，轻微的疾病可以当成对体质的一种"训练"，细菌、病毒的入侵会增强免疫系统的记忆，孩子体内的免疫系统会因遭受了疾病的考验而构筑出各种等级的防卫线。生病其实是锻炼和提高孩子免疫力的重要途径，所以家长不用惧怕孩子生病，每一次生病对孩子来说都是一次免疫力的提高。

打疫苗获得

前文讲过，免疫力按其获得方式可分为先天性免疫力和获得性免疫力，而疫苗接种就是提高获得性免疫力的主要途径。疫苗是人类防御某些特定传染病的有效武器，预防接种是一种最有效、最安全的提高孩子免疫力的方法，通过接种疫苗，孩子体内的免疫系统会对病毒、细菌等病原体提前产生记忆，产生足够的抗体，从而避免感染此类疾病。从出生起，按照规定给孩子接种疫苗，是提高孩子免疫力的有效方法。

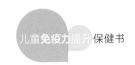

免疫力下降，**有哪些小信号**

免疫力是人体最重要的保护机制，免疫力的强弱决定了孩子的健康状况，因此有的家长会带孩子去医院进行细胞免疫、体液免疫等检查，以评估孩子的免疫力。但实际上，除非患有明显的免疫缺陷病，否则人体免疫力的强弱是很难具体量化的，医学上更多的是根据孩子临床上的表现来判断其免疫力的强弱，如孩子的营养状况、整体气色等。那么在日常生活中，家长该如何自行判断孩子免疫力的强弱呢？

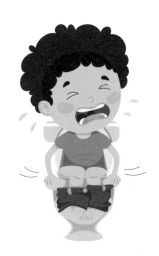

八个信号表明孩子的免疫力较低

- 大便不规律，容易发生腹泻。
- 容易感冒、发热，生病后久治不愈。
- 容易出虚汗，睡觉爱盗汗。
- 经常长湿疹，常流鼻涕。
- 冬天多发哮喘，夏天不发或少发。
- 面色苍白或发黄，食欲不振，腹胀便溏。
- 身体瘦弱，鼻梁上有明显的青筋。
- 患慢性病或急性病后体质虚弱，或生长发育迟缓。

测一测孩子的免疫力

要想知道孩子的免疫力如何，可以通过下面这组小测试来测得。

项　　目	是	否
1. 你经常带孩子出去散步吗？		
2. 气候变化时孩子是否很容易生病？		
3. 你是否注意孩子的饮食搭配，能否做到营养基本均衡？		
4. 发生流行性感冒时，孩子是否很少幸免？		
5. 你经常给孩子进行"三浴"（即空气浴、水浴、日光浴）锻炼吗？		
6. 孩子是否经常（一年可能达到 5 ~ 6 次）患呼吸道疾病？		
7. 孩子出生后是否以母乳喂养为主？		
8. 是否孩子稍有不适你就给他吃药？		
9. 孩子是否养成了勤洗手、勤换衣服的好习惯？		
10. 孩子是否经常待在家里，不出去活动？		
11. 孩子是否性格开朗、爱玩、爱笑？		
12. 孩子是否白天睡觉，晚上玩到很晚？		

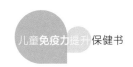

计分办法

如果1、3、5、7、9、11题的回答为"是"，得1分；回答为"否"，得0分。

如果2、4、6、8、10、12题的回答为"是"，得0分；回答为"否"得1分。

判断结果

0~4分

表明孩子的免疫力较差，比较容易生病。需要向医生咨询，可以通过血液和细胞检查来评估孩子的免疫力水平。需要医生根据临床检验结果，对孩子有针对性地提供增强免疫力的建议。

5~8分

表明孩子的免疫系统有些问题。应该在孩子的饮食安排上下功夫，合理补充所需营养，还要常带孩子进行户外活动。

9~12分

表明孩子的免疫力很强，孩子很健康，在饮食均衡、规律作息、科学运动方面维持现状即可。

温馨小贴士

以上测试结果的判定分析只是根据孩子外在的身体表现做出的，仅供家长参考，不能代替医生的诊断。

孩子免疫力下降的原因**有哪些**

孩子到了6个月以后，从母体中获得的免疫力逐渐下降，自身免疫系统逐步发育起来。到1岁时，孩子体内的免疫水平相当于成人的60%，到3岁时相当于成人的80%左右，10岁以后整个免疫系统的抗病能力和成人相当。因此，0~3岁是孩子免疫力最低的时期，很多疾病都是由于孩子免疫力低下而导致的。导致孩子免疫力低下的原因有多种，在了解这些原因之前，我们需要先了解免疫力低下的三种类型。

免疫力低下的三种类型

先天性免疫力低下

具体表现：孩子每次生病时情况较严重，且持续时间较长，所患疾病可能为败血症、恶性肿瘤等。

是否需要治疗：属于病态，需要治疗。

治疗关键：医学上称先天性免疫力低下为免疫缺陷，多因基因突变引起，所以具有家族遗传性。对应治疗要根据具体病情采用相应措施，一般治疗比较困难，治疗时间也会比较长。

继发性免疫力低下

具体表现：孩子由于细菌或病毒感染、药物服用不当、营养不良等而导致免疫力低下，所患疾病可能为肺炎、气管炎、脑膜炎、败血症等。

是否需要治疗：属于病态，需要治疗。

治疗关键：可能损害免疫系统的病毒或细菌要及时清除，引起免疫力低下的药物要及时更换或停止服用，

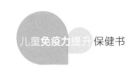

要及时对症治疗，如先天性心脏病可以通过治疗纠正心脏畸形，孩子反复受到感染的情况会得到明显改善。另外，营养不良会影响孩子免疫系统的发育，家长要注意给孩子补充营养，去除这些不良因素后，孩子的免疫功能大多会逐步恢复。

**生理性
免疫力
低下**

具体表现：容易感染上呼吸道疾病，如感冒、咳嗽、发热等，而不是肺炎、脑膜炎、败血症等严重感染。这些疾病大多是由于天气变化、生活环境改变、生活不规律等日常情况引起的，一般可自行痊愈。

是否需要治疗：属于正常现象，通常不需要治疗。

治疗关键：因孩子身体的免疫系统不够完善，更容易感冒、发热，这是生理性免疫力低下的正常表现。生理性免疫力低下是大多数孩子在成长过程中必须经历的，属于正常现象，家长不必过于担心，也不需要过度用药或干预，做到科学喂养和护理，适当进行锻炼，这样孩子的免疫力就能慢慢增强。

导致孩子免疫力低下的具体原因

孩子出生后，由于各系统的功能尚未发育完善，其免疫系统需要2~3年的时间才能被真正激活而发挥作用，所以在这段时间内，孩子自身的免疫功能较差，很容易被病原体乘虚而入，这些现象太多是生理性免疫力低下造成的，家长不用太焦虑。但生理性免疫力低下阶段如果护理不合理，有可能会逐渐形成继发性免疫力低下的情况。因此，家长需要了解导致孩子免疫力低下的具体原因，对症下药，这样才能逐步提高孩子的免疫力。

孩子免疫力低下，总的来说是由两方面的原因造成的，即先天因素和后天因素。

● 先天因素

先天因素包括遗传因素、先天不足等。例如，家长自身有遗传病、免疫力不足或属于过敏体质，这种情况很可能导致孩子免疫力低下；孕期胎儿受到细菌或病毒感染，或者孩子属于早产儿、低出生体重儿、小于胎龄儿等，会出现先天不足，出生后抵抗力差的情况；又或者双胞胎或多胞胎，因胎儿期营养吸收不均，导致孩子一出生身体状况就不太好。

● 后天因素

后天因素包括饮食、运动、睡眠、环境、情志、卫生状况及药物等诸多方面。

营养不足或营养过剩

人体免疫系统主要由免疫器官、免疫细胞和免疫分子组成，免疫系统的形成离不开营养物质，一旦孩子厌食、挑食、偏食，不能保证生长发育所需要的营养，势必导致免疫力低下。当然，营养不足并不代表要大补，也不是顿顿饱食。有的家长担心孩子营养不够，习惯每一顿都把孩子喂得饱饱的，甚至给孩子补充大量营养，但是过犹不及，一旦喂养过度，孩子脆弱的肠胃难以消化和吸收，容易造成肠胃功能失调，免疫力反而会随之下降。

此外，如果孩子的膳食长期不均衡，身体内缺乏钙、锌、铁、维生素A、维生素D等营养元素，也会导致免疫力低下。

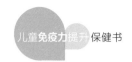

不良生活习惯

睡眠不规律：成人如果经常熬夜，睡眠不规律，用不了几天就会深感疲惫，不经意间就感冒了。孩子则更为明显，因为正处于生长发育期，而充足的睡眠是孩子健康成长的必要条件，如果睡眠不足、不规律、不安稳，不仅会影响孩子的生长发育、神经系统发育，也会导致免疫力下降，可能诱发各种疾病。

缺少户外活动：经常进行户外活动，能呼吸到新鲜空气，能有效锻炼肢体协调能力，有效促进体内血液循环、提升肺活量等，无形之中增强了孩子的免疫力。但是有些孩子每天都在家看电视、玩手机，很少进行户外活动，这些孩子的免疫力会逐渐下降，身体素质也会变差。

情绪紧张焦虑：免疫力与人的情绪关系密切，紧张、焦虑、失落等消极情绪会导致孩子的免疫力下降。孩子虽然不会用过多的语言来表达，但是感知情绪变化的能力是家长们想象不到的。在孩子的成长过程中，如果生活氛围比较紧张，就会产生焦虑不安、失落、伤心等消极情绪，这样容易导致免疫力下降，进而生病。

不讲究卫生或过于爱干净：生活中有的家长不拘小节，不太重视卫生，如孩子的餐具消毒不及时、涮洗不干净等；或者任由孩子不洗手就随手拿东西吃，这些行为都会造成有害细菌或病毒的侵袭，从而导致孩子生病。还有的家长，想让孩子少生病，于是把家里收拾得一尘不染，孩子的日用品、衣物等每天都消毒，尽可能让孩子少接触致病微生物，这样做反而会对孩子的身体产生不利影响。给孩子创造一个干净的环境是有必要的，但如果过于干净，孩子接触的致病微生物少了，正在发育的免疫系统也就缺少了与病原体抗争的机会，不能刺激机体产生抗体，从而造成免疫力低下，这样更容易生病。实际上，讲卫生要把握好度，家里环境做到干净整洁就可以了。

滥用抗生素

抗生素使用不合理，或者使用方法不正确，也会导致孩子免疫力下降。孩子一生病，有的家长就习惯性地给孩子吃抗生素，这样容易杀灭孩子体内能够抑制病原体繁殖的有益菌，身体防御功能会随之下降。如果长期使用抗生素，人体会产生耐药性，从而打乱人体平衡，这样不仅影响孩子的健康，还会导致免疫力下降。

还有的家长在孩子生病时经常给孩子服用成人药品，认为只要减少用药量就行了。这种做法是不对的。儿童用药与成人用药在有效成分、剂量等方面有很大区别，在治疗相同疾病或缓解相近症状时，成人使用的药物成分有很多是儿童所不适应的。这是由于孩子身体没有发育完全，若服用成人药物，不利于代谢，会对身体产生诸多不良影响，当然也不利于免疫力的提高。

环境污染

空气污染、噪声污染、食品污染、水污染等都是损害孩子免疫力的罪魁祸首。如果长期处于污染的环境中，会对孩子的身心发育十分不利，其免疫力也会受到影响。例如，爸爸经常在家里抽烟，孩子长期生活在二手烟的环境中，肯定会破坏免疫系统，长此以往，孩子会经常感冒、咳嗽等，甚至影响正常的生长发育。

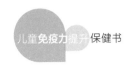

提高免疫力是预防疾病的根本

现代医学研究证明，免疫力低下是造成疾病的根本原因，免疫力的强弱在一定程度上决定了孩子感染疾病的概率，以及患病后的康复速度。当传染性疾病来临时，免疫力强的孩子能够抵抗病原体的侵袭而不会被感染，或者即使感染了也能很快康复；而免疫力弱的孩子则很容易被感染，并要花较长时间才能康复。

我们所生活的环境无时无刻不受到病原体及微生物的侵袭，人体每天都会消耗很多免疫细胞、免疫活性物质来形成一道屏障，从而隔绝这些致病因子，以增强身体抗病能力。由于孩子的免疫系统尚未发育成熟，身体难以抵挡病原体的入侵，这样就很容易生病。因此，要想孩子少生病，关键是要提高孩子自身的免疫力。

前文中提到过，导致孩子免疫力低下的原因有先天因素和后天因素两种。先天因素主要取决于遗传基因，孩子出生以后已无法再改变。因此，要想提高孩子的免疫力，就需要通过后天的调理和照护，即采取综合措施，如在饮食、生活护理、运动、情志、药物、疫苗等方面进行综合调理。通过家长的精心呵护，保证孩子营养充足，心情愉悦，免疫力也会随之提高，细菌、病毒等无法侵入体内，孩子就能少受病痛之苦。

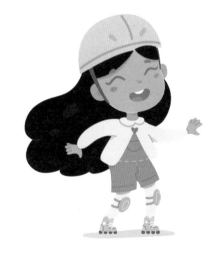

提高免疫力，避开这**八个误区**

免疫力越强越好

大部分家长认为，有的人之所以经常生病，多半是因为这个人的身体免疫力低。确实，生病与免疫力有着密切的关系，免疫系统的功能紊乱会导致人体抵抗外邪的能力减弱，具体表现为消灭侵入人体的致病微生物的能力下降，这样就很容易生病。但是我们不能片面地认为生病都是免疫力低下导致的，因为免疫力过高也会

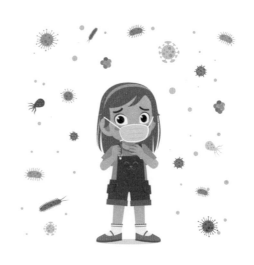

致病。因此，我们可以理解为人体在免疫功能失衡的状态下容易生病。免疫功能失衡包括两个方面，一方面是免疫力低下，另一方面是免疫力过高。也就是说，免疫力过低或过高都对人体不利，只有维持适度的免疫力，才能免受疾病侵扰。

身体的免疫功能平衡时，可以消灭外来的细菌、病毒等病原微生物，防止感染，即使感染后也能快速康复；还能及时清除体内的衰老、死亡细胞及其他有害或无用之物。而如果免疫力过高，身体的免疫功能失衡，就会导致身体对外界病原微生物入侵出现反应过度的情况，可能会打破身体内平衡的状态，诱发其他疾病。例如，免疫系统防御过度，在过敏原的刺激下，就会发生组织损伤或功能紊乱反应，从而引发过敏反应；免疫系统防御过度，

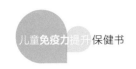

还会导致免疫系统攻击正常的细胞，常见的红斑狼疮、类风湿等疾病就属于免疫力过高导致的疾病。由此可见，免疫力并非越高越好，身体内环境的平和、平稳才是机体健康的重要保证。

不生病就是免疫力强

很多家长以为免疫力强的孩子不会生病，其实这种认知是错误的。免疫力强，不代表不生病，而是不容易生病，即使生病了也能很快康复。孩子一年不生病，也不是说他们的免疫力就特别强。看孩子的免疫力如何，主要是看孩子生病之后恢复能力是快还是慢。如果两个孩子得了同样的病，一个孩子两天就康复了，另一个孩子五六天才康复，这就说明第一个孩子的免疫力比较强。

实际上，孩子每次生病时，体内的免疫系统都会与病原体激烈"厮杀"，这样一来，体内的免疫系统被激活了，当病原体再次侵袭时，免疫系统会积极抵抗。因此，孩子生病的时候不要过于担心，要让他们通过遭遇疾病来不断提高自身的抵抗能力，激活免疫系统的战斗经验，只有这样，其免疫力才会越来越强。

经常生病就是免疫力弱

很多家长认为孩子经常生病就是免疫力弱。孩子经常感冒、发热，真的是因为免疫力弱吗？可以很肯定地告诉大家，大多数孩子经常感冒、发热并不是因为免疫力弱，而是因为接触了较多的病原体。例如，爸爸妈妈下班回到家，还没洗手就拥抱或抚摸孩子，很容易把身上、手上的致病微生物传染给孩子；幼儿园里很多孩子长时间处在一个房间内，很容易因吸入各种病原体而感染疾病。正常情况下，6岁以下的孩子平均每年会感冒6~8次。刚上幼儿园的孩子，在冬春季节甚至每个月就会感冒1~2次，这些情况都是很常见的。而感冒自愈往往需要7天左右，让很多家长产生孩子总是在生病的错觉。所以，不要把总生病和免疫力弱划上等号。其实，孩子生病也并非都是坏事，免疫系统在一次次的"抵抗"病毒、细菌中逐步建立，且变得更加强大。当然，如果孩子反复患上中耳炎、肺炎、严重气管炎等疾病，很可能是真正的免疫力低下，建议及时带孩子到医院接受正规治疗。

保健品能提高免疫力

目前，保健品种类繁多，很多商家打着提高孩子免疫力的旗号销售各种保健品，这正好击中了很多家长最软弱的地方。但是病急乱投医不可取，滥用保健品可能会对孩子的免疫系统造成伤害。目前，医学上还没有证实哪一种保健品能够增强免疫力，降低患病风险。即便是某种保健品真的能使某一种免疫细胞增强，但若不遵医嘱盲目服用，对孩子的身体也没什么好处。因为单一的免疫细胞过强会导致免疫系统的失衡，使整个免疫系统出现异常，可能会引起过敏等免疫性疾病。而且任何药物及保健品都有针对性，不是所有的孩子都适用，如果家长想用通过给孩子吃保健品来提高其免疫力，最好先咨询儿科医生。

越干净越不容易生病

有些家长把家里打扫得一尘不染并每天消毒，孩子的衣服、玩具、餐具等也天天进行消毒处理，尽可能减少孩子接触细菌和病毒的机会，以为这样孩子就能少生病。其实，太干净反而不利于孩子免疫力的提高。人的抗病能力是逐渐养成的，不是一朝一夕形成的，我们主动形成抗病能力的方式是打疫苗，被

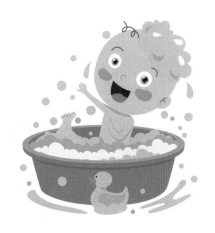

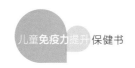

动方式是去接触这些细菌和病毒，在与这些细菌和病毒的交锋中，身体就会形成对它们的识别和抗病能力。

人类是伴随着细菌和病毒等病原体长大的，病原体会让人生病，但它同时也有助于人体自然防御系统的健康发展。给孩子创造干净、清洁的环境，并不是不让他接触细菌和病毒，而是要控制他接触细菌和病毒的浓度，过分干净的环境反而不利于免疫力的提高。因此不需要频繁使用消毒剂消毒。

足不出户少生病

有些家长把孩子当作温室里的花朵，为了避免孩子生病，几乎很少让孩子在室外玩，也很少让其接触其他小朋友，甚至在家也门窗紧闭，认为这样就能避开细菌和病毒，少生病。其实这样做，孩子的免疫系统反而会非常脆弱。孩子的免疫系统是在一次又一次与致病微生物的斗争中得到锻炼而不断完善的，免疫系统就像是与致病微生物作战的部队，它们通过一次又一次的交锋来强大自己。

让孩子到大自然中去，和其他小朋友一起做游戏、一起玩耍，接受太阳的光照，这样其抵抗力才会越来越强。即使天气不好，室外空气污浊，每天也应定时打开门窗换气，保证室内空气流通。

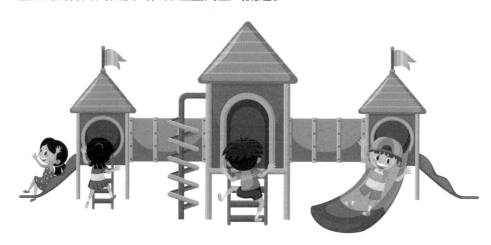

孩子吃得越营养越好

人体的营养状况与免疫系统的强弱密切相关，在各种营养物质中，蛋白质与免疫系统的关系尤为密切，如果蛋白质摄取不足，身体免疫力就会有所下降。但补充蛋白质不等同于给孩子吃得太过营养。有些家长为了给孩子补充蛋白质，天天给孩子吃各种肉类，孩子长期偏重于鱼肉、鸡肉、精细粮食，很少吃粗粮和蔬菜，这样做蛋白质是充足了，但身体所需的其他营养素，如维生素、膳食纤维等就会缺乏，对孩子的健康也十分不利。

对于处于生长发育期的孩子来说，均衡饮食才是最健康的。只有让孩子摄入均衡的营养，才能确保他们健康成长。

抗生素用得越多，治病就越彻底

关于抗生素的话题，相信各位家长并不陌生，很多人的家里都备有各种阿奇霉素、头孢等。有些家长甚至一看到孩子打喷嚏、流鼻涕就马上让孩子服用抗生素，以防病情加重。这种做法是错误的。请家长切记，抗生素不是万能药，抗生素是用来对抗细菌的，而普通感冒多是由病毒感染引起的，针对病毒感染，给孩子吃抗生素起不到治疗作用。如果滥用抗生素，那么抗生素在杀死致病菌的同时，也杀死了正常细菌，会使体内菌群失调，导致免疫力下降。更为严重的是，经常服用抗生素可导致细菌产生耐药性，当细菌的耐药性越来越强，抗生素就会失去治疗效果，当真的需要使用抗生素时，它会因细菌耐药性越来越强而导致药效越来越弱，使疾病越来越难治，因而必须加大药物的剂量或联合用药。

此外，"是药三分毒"，擅自使用抗生素对于身体发育尚不完全的孩子来说，会加重肝、肾等排毒器官的负担，对身体造成损害。

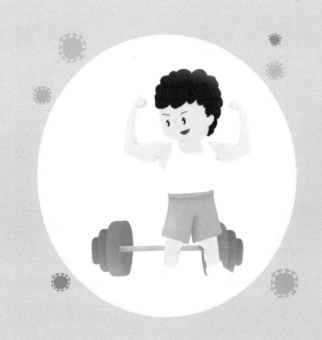

第2章

养好内脏，
给孩子建立"安全屏障"

免疫力在中医学中被称为"正气"，只要人体内正气充沛，外界致病的细菌、病毒就不易入侵。正气存于我们的五脏六腑之中，养好孩子的脏腑，使其体内正气充盈，孩子抵御疾病的能力就自然能够变强。

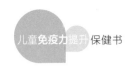

保护好免疫力的大本营——**脾胃**

西医把人的身体抵抗细菌、病毒的屏障称为"免疫力"，而中医则称之为"正气"。正气指的是人体的机能活动与抗病、康复能力，它存在于人体脏腑、经络、气血中，像一个巡逻的士兵，监督着机体各环节的运作，当身体出现异常时，就会调配相应的组织来抵御外来侵袭物质，从而起到干预、修复的作用。这与西医免疫系统的防御、维稳、监督功能是一致的。

中医认为，脾胃五行属土，属于中焦，同为"气血生化之源"，共同承担着化生气血的重任，是后天之本。脾胃把我们吃进去的食物转化成身体需要的各种营养成分，是保证我们身体健康运行的坚实后盾。脾胃为后天之本，脾胃功能健旺（代表强大的免疫力和抗病能力）则身体健康，可见脾胃与人体抵御疾病的能力有着密切的关系。

脾胃功能对孩子免疫力的影响

脾胃为后天之本、气血生化之源，孩子从出生开始，就必须依赖脾胃吸收营养物质，这样身体才能正常发育。水谷食物进入胃，胃接受和容纳这些水谷食物，并初步消化，形成食糜，其中的精微物质由脾运化而营养全身。人体之所以能够正常活动，能思考、运动、说话，是因为不断地摄入食物，有足够的营养作为支撑，而脾胃的运化功能无疑是最关键的。

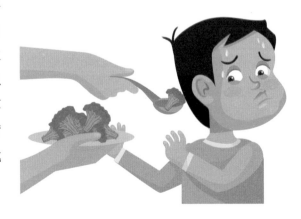

早在几百年以前，我们的祖先就表示："百病皆由脾胃衰而生。"意思是说，无论孩子是感冒、发热、咳嗽，还是积食、厌食等，都和脾胃功能有关。如果孩子的脾胃功能强，则摄入的食物能够很好地得到消化和吸收，为人体不断提供充足营养；一旦外界的细菌、病毒入侵，孩子的身体有足够的能量来抵抗它们，靠着自身的正气可以将它们杀死，孩子自然不会生病，而这些能量都是通过脾胃从食物中获取的。如果孩子的脾胃功能差，则消化吸收速度慢，摄入的能量也会变少，无法为身体提供足够的营养；当外界的细菌和病毒入侵时，由于体内正气不足，无法抵抗这些细菌和病毒，孩子自然就容易生病。

此外，在与细菌和病毒作战的过程中，身体还需要不断地产生抗体和更新免疫细胞，在这个过程中，新的抗体和新的免疫细胞的产生都需要源源不断的营养物质来支撑，因此需要消耗大量的能量。而这些能量从哪儿来？毫无疑问，从食物中获取，依靠脾胃的运化功能，将食物消化吸收，提供身体所需要的能量。因此，如果孩子脾胃虚弱，营养的摄入就会受到影响，没有营养的支撑，血液、抗体、免疫细胞的生成都会受到影响，最后的结果就是孩子免疫力变差，经常生病。

孩子积食、便秘、感冒，大多是由于脾胃不好

孩子不爱吃饭、腹泻、大便干燥、感冒、发热等是家长常遇到的问题，家长为此很伤脑筋。很多家长都知道，孩子不爱吃饭与脾胃不好有很大关系，其实，孩子积食、腹泻、便秘，甚至感冒、发热、睡觉不安宁等，都与脾胃密切相关。

● 孩子积食不消化，病根在脾胃

在孩子出现积食时，家长要先把孩子的脾胃调理好。对此，很多家长不太理解：积食了为什么不消食，反而调理脾胃呢？这个问题非常好理解，这

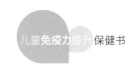

是因为积食与脾胃功能
密切相关。

脾胃是人体后天之
本，为人体提供所需的
营养物质，只有脾胃强
健的人，身体才会好，
抵抗疾病的能力才会
强。也就是说，要想身
体好，脾胃要强健。明
代医书《幼科发挥》中

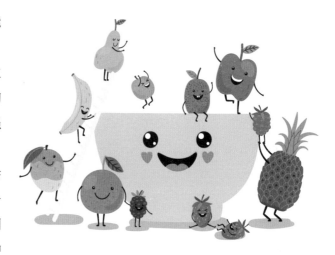

说："儿有少食而易饱者，此胃之不受，脾之不能消也。"由此可见孩子经常
积食与脾胃有很大关系。

孩子经常积食，多半是脾胃虚弱引起的。孩子的脾胃本来就比较虚弱，
如果家长喂养不当，怕孩子缺营养，每顿大鱼大肉变着花样给孩子吃；又或
者饮食不忌口，经常给孩子吃生冷食物等，伤了脾胃，就容易使孩子反复积
食、不消化，出现肚子胀、有口气、食欲不佳、睡不安、感冒、发热、咳嗽
等症状。

脾胃可以说是我们身体的营养中转站，吃进来的食物和水分进入到脾
胃，消化成营养物质，被运送到身体的各个部位，从而保证身体健康。健康
的脾胃，运化水谷精微的能力强，能及时将营养物质运送到身体需要的各个
部位；反之，如果孩子脾胃虚弱，失去动力，无法正常发挥其运化功能，不
能将食物快速消化吸收，营养物质也无法顺利运送至全身，孩子就会出现积
食的问题。

● 脾胃虚弱的孩子容易便秘

随着生活水平的不断提高，饮食越来越精细，孩子便秘也越来越常见。
其实，孩子便秘通常是由脾胃功能不好、饮食不当等引起的。脾有运化水谷精微的作用，而人体全身的肌肉都依赖于脾运化的水谷精微的滋润、濡养才能壮实、丰满，才能发挥其正常的收缩功能。也就是说，脾能为肌肉提供维系其生理功能所需的能量。而胃和肠道的肌肉也归脾气所主，脾气虚时，胃部和肠道的蠕动就会减慢。孩子天生脾脏虚弱，如果在日常生活中不好好养护脾脏，很容易导致脾脏运化功能失常，无力推动胃和肠道运行，造成胃部和肠道不能较好地消化食物，吃进去的食物长时间停留在肠道中，大肠的传导功能失常，那么消化后的食物残渣就会停滞在大肠内，无法正常排出，就形成了便秘。

此外，肠胃积热也容易引起便秘。肠胃积热主要是指肠胃有火的情况，这个"火"主要来源于不健康的生活方式和不合理的饮食结构。例如，孩子喝水太少，饮食过于精细；中午不睡觉，晚上十一二点还在玩；喜欢吃肉、甜腻或油炸食物，不爱吃蔬菜和水果；饮食没有节制，经常暴饮暴食等。这些都会导致肠胃积热，肠热就会灼伤大肠内的津液，使得肠燥津枯，也会吸收粪便中的水分，造成大便干燥而难以排出，从而引发便秘。

● 孩子脾胃虚弱易感冒

有的孩子体质弱，一到换季的时候就反复感冒，很多家长认为这是因为孩子免疫力差。其实免疫力差说明孩子体内正气不足。如果孩子体质较为虚弱，正气不足，无法抵抗风、寒等外邪的侵袭，也很难将侵入体内的邪毒清理出去，使邪气蛰伏体内，一旦受凉或疲劳，新入侵的外邪加上体内留藏的内邪就会全面爆发，导致反复感冒，病情延绵难以痊愈。如果孩子体内正气充足，即使有外邪侵犯，人体也能抵抗，就不会受到感冒的困扰。由此可见，孩子的抗病能力源于体内的正气。

孩子的抗病能力源于体内的正气，除先天性原因外，孩子正气不足大多跟他们的脾胃有关。这是因为脾胃为后天之本、气血生化之源，主管孩子的饮食消化吸收，孩子生长发育所需的营养大部分来源于脾胃消化食物的精微物质。一旦脾胃功能受损，就会出现厌食、食欲差等症状，影响化生气血，

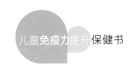

使气血不足，进而导致用于抵抗外邪的正气不足，抗病能力下降。而且，随着人们的生活水平不断提高，有些家长片面强调给孩子高营养的滋补食品，导致其饮食不节、营养过剩，使尚未发育成熟的脾胃负担过重，消化吸收功能失调，导致其不思饮食、营养不良，抵抗病邪的能力逐步下降，稍感风寒或受到其他外在因素的影响，就会引起感冒。

此外，当孩子感冒时，多是外邪袭肺导致肺气失宣，肺病容易伤及脾脏，再加上孩子本来就"脾常不足"，在这种脾胃虚弱的状态下，脾运化功能得不到正常发挥而又会反过来影响到肺，使得肺虚，无力抵御外邪，这样不仅不利于疾病的康复，而且还可能让外邪更易入侵而致肺病，如此恶性循环，会使感冒缠绵不愈或反复发作。因此，孩子经常感冒或感冒后难以痊愈，大多与脾胃虚弱有关。

这样做，帮孩子调好脾胃

孩子正处于快速生长发育阶段，对营养的需求非常迫切，但是孩子的脾胃还很娇弱，如果不注重调理，很容易导致脾胃虚弱，出现食欲不振、积食、消化不良、腹胀、便秘等症状。明代医书《幼科发挥》中提到："胃者主受纳，脾者主运化，脾胃壮实，四肢安宁，脾胃虚弱，百病蜂起。"所以，要想让孩子少生病，平时就要呵护好他的脾胃。那么，家长又该如何去呵护孩子娇嫩的脾胃呢？

● 养成良好的饮食习惯

脾胃作为重要的消化器官，与饮食的关系最为密切，而孩子的脾胃本就虚弱，在饮食上稍不注意就可能伤了脾胃。所以在帮孩子调养脾胃时，可以先从饮食入手。

进食规律，饮食有节制

俗话说"乳贵有时，食贵有节"，意思是给孩子喂奶应该遵循一定的规律，进食要适当节制。

孩子的脾胃比较娇弱，如果进食没有规律，饥一顿饱一顿，对脾胃的伤害很大。因此，不管是一日三餐，还是三餐之间的加餐，都应定时、适量，而且睡前不宜进食。另外，孩子的饮食要有节制，孩子喜欢吃的东西不能随心所欲想吃多少就吃多少，更不能暴饮暴食。如果孩子自己不知道节制，那么家长应监督好孩子，每一顿不宜吃得过饱，特别是晚餐，吃七八分饱即可。

吃饭做到细嚼慢咽

有些家长认为孩子吃饭吃得快、吃得多，说明身体健康，每次看到孩子大口大口吃饭，三五分钟就把一碗饭吃进肚子里，很是欣慰。其实恰恰相反，吃得太快，食物没有嚼烂就被咽下去，脾胃需要花费很长时间把大块的食物化碎。因此，让孩子养成细嚼慢咽的好习惯，有利于脾胃功能的正常发挥，嚼得越细，对脾胃越好。如果孩子已经养成狼吞虎咽的习惯，家长一定要及时纠正。

清淡饮食养脾胃

脾胃喜清淡的食物，孩子的脾胃非常娇嫩，如果常吃口味较重的食物，很容易造成脾胃功能失调。因此，家长给孩子准备饮食时要尽量做到少盐、少油、少糖，多让孩子吃新鲜蔬菜和水果，荤素搭配适宜，粗粮细粮搭配着吃，这样才能营养均衡。

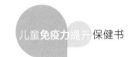
不挑食、不偏食，做到营养均衡

《素问·脏气法时论篇》中早就有"五谷为养，五果为助，五畜为益，五菜为充，气味合而服之，以补精益气"之说，明确提出在食物结构上，应以五谷（即稻、黍、稷、麦、菽）为主，同时配以肉和果蔬等，做到不偏食、不挑食，这样才能保证营养均衡。孩子如果偏食、挑食，就会导致脾胃运化失常，长此以往，人体各组织器官的水谷精微来源不足，所供营养无法满足身体各组织器官的需要，身体的抗病能力就会降低。

多吃温热细软食物

脾胃最怕生冷寒凉，因为生冷寒凉最损耗脾胃的阳气，阳气不足就缺乏动能，脾胃功能就难以正常发挥。因此，家长尽量不要给孩子吃寒凉属性的食物，特别是在炎热的夏天，冰镇瓜果、冰激凌、冰棍等解暑食物吃得越多，脾胃就会越弱。刚从冰箱里拿出来的瓜果、酸奶等，建议在常温下放置一会儿后再给孩子吃。

脾胃虚弱的孩子消化吸收能力较差，日常饮食应以柔软、易消化的食物为主，如粥、汤、面条、包子等。坚果类食物在给孩子吃之前建议磨成粉，或者打成浆，这样更好消化，也更有利于脾胃的养护。

甘味食物养脾

《黄帝内经》中强调"甘入脾"，也就是说脾主甘味，孩子脾胃虚弱的话，可适当吃点甘味食物来补益脾胃。在日常生活中，常见的甘味食物有小米、薏米、扁豆、黄豆、甘蓝、菠菜、胡萝卜、红薯、南瓜、黑木耳、香菇、红枣、栗子等，家长可以根据孩子的口味选择，但也不能让孩子吃太多，否则容易导致脾热。

● 适当运动可强健脾胃

中医讲"久坐伤脾"，长时间坐着，肌肉得不到运动，慢慢就会变得没有力气，甚至萎缩。肌肉不运动，受影响的是脾。脾主运化、主四肢与肌肉，孩子如果长时间坐着看电视、玩手机，导致四肢肌肉气血不畅通，脾的运化功能就会逐渐减弱，食物消化吸收受阻，就会出现吃不下饭、腹胀等症状。因此，建议家长在养护孩子脾胃时，除让孩子吃好喝好以外，天气好的时候还要多带孩子去户外走一走，让孩子多动一动。这里为大家介绍三个强健脾胃的小运动，长期坚持，有利于改善脾胃功能。

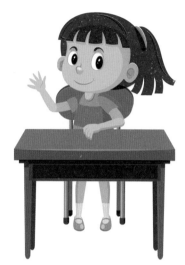

脚趾抓地

中医认为，人体各脚趾与脏腑相通，而脚趾位于人体的末端，远离心脏，致使足尖端的血液循环较差。脾胃是人体纳运食物及化生气血最重要的脏腑，脾胃虚弱的人，除了食疗，经常活动脚趾，也可以使体内气血畅通，起到调养脾胃的作用。而且胃部在足部的反射区是脚的第二趾和第三趾之间，胃经的原穴也在脚趾的关节部位。脾胃功能较弱的人不妨多动动脚趾，这相当于按摩脾胃二经。

方法： 让孩子保持站姿或坐姿，将双脚放平，用脚趾抓地或抓鞋底，每次抓5分钟，每天1～2次。或者晚上洗脚时在洗脚盆里放一些椭圆形、大小适中的鹅卵石，边泡脚边用脚趾抓鹅卵石。

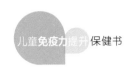

蹲马步

蹲马步可以强化下半身肌肉，促进肠胃蠕动，改善脾胃环境，长期坚持蹲马步可以健脾胃、活血。

方法：双脚打开，距离为两倍肩宽，双手平伸，微蹲马步，上半身保持挺直，身体上下起伏，蹲的最低点以膝盖不超过脚尖为宜。每次坚持1～2分钟，每天2次。

单举手臂

中医认为，调养脾胃的关键是要顺应各脏器气机的变化规律。胃气主降，脾气主升，食物经胃部腐熟，需要下行进入小肠来进行下一步的消化吸收，脾气则把食物精华上输于肺，再输布于其他组织器官。通过脾胃升降有序的运化，全身才能得到足够的滋养。单举手臂的动作出自八段锦，可以很好地让脾胃升降有序，对脾胃有很好的调节作用。

方法：身体自然站立，两手置于小腹前做抱球状，掌心向上。然后左手翻掌顶天，右手翻掌按地，两掌一上一下撑开，同时两腿站直，把整个身体拉伸开。略停2秒后，两手原路返回，重新合于小腹前，全身放松。接着换为单举右手的动作。一般来说，每天重复20次可达到锻炼的效果。手臂上举时缓缓吸气，小腹微收。

● 莫滥用药，遵医进补

孩子的脏腑娇嫩，经络较畅通，对药物反应敏捷，一旦生病后用药，对脾胃的影响较大。因此，孩子生病后所选的药物要适宜，最好在医生的指导下对症使用并遵医嘱处理，不要擅自给孩子喂药，以免滥用药物造成对娇嫩脾胃的损伤。在孩子生病期间也要注意清淡饮食，不着急进食滋补食品，必要时在中医师的指导下服用一些健脾开胃的药膳，以保证脾胃功能健旺，脾胃健旺则肺气充实、脾气充实，那么疾病也就能好得快了。

此外，家长要牢记一点，健康的孩子不是"补"出来的。如果孩子脾胃虚弱，滋补品对其来说只会适得其反，会加重脾胃负担，造成消化功能紊乱，所以不要随便给孩子进食滋补食品，尤其在孩子生病期间要注意清淡饮食，必要时在中医师的指导下进行脾胃调理，以保证脾胃功能健旺。只有依靠合理的膳食、均衡的营养、适度的运动、充足的睡眠和良好的习惯，日常膳食做到营养均衡，孩子的脾胃功能才会慢慢强大起来。

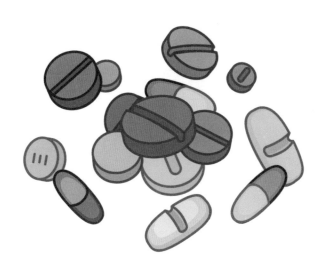

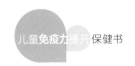

呵护孩子娇弱的**肠道**

肠道是人体重要的消化器官，分为小肠和大肠。小肠上部与胃相通，下部连接大肠。由胃初步消化过的食物下传到小肠后，小肠对其进一步消化吸收，吸收的精华物质用于营养全身，未吸收的食物残渣下传到大肠。大肠负责接收这些食物残渣，吸收其中的水分后形成粪便，通过肠道的蠕动，将粪便有规律地排出体外。如果肠道功能失常，就会出现腹泻、腹胀、便秘等病症。

那么肠道和身体免疫力之间有什么关系呢？从西医的角度来讲，孩子免疫力的强弱由免疫细胞的数量决定，而人体70%的免疫细胞都分布在肠道黏膜内。因此，肠道不仅能够帮助消化、吸收营养，还是人体最大的免疫器官。孩子的肠道功能好，营养吸收好，免疫力就强，所以家长要多关注孩子的肠道健康，帮孩子呵护好肠道。

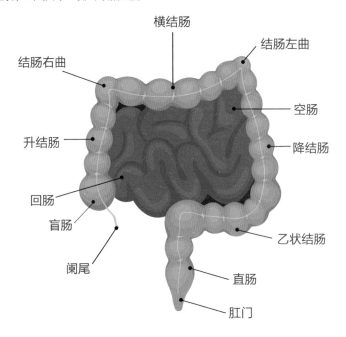

从大便判断孩子肠道的健康状况

孩子的大便是否规律、是干还是稀、是什么颜色等，都是孩子的身体发出的信号，孩子的大便堪称健康的"晴雨表"，不仅可以反映孩子的消化状况，还可以判断孩子的健康状况。因此，家长如果能够正确识别正常的和异常的大便，就能判断孩子的肠道是否健康、身体是否健康了。

孩子正处于快速发育时期，各阶段的饮食结构和喂养方法都有所不同，因此，大便的次数、性状及颜色也不尽相同。

● 新生儿的胎便

胎便是胎儿在母体内就已经形成的粪便，是新生儿最早的肠道分泌产物。胎便中85%～95%为混合着肠壁上皮细胞、胎毛、胎脂、胆汁黏液及所吞咽羊水中的部分固体成分。正常情况下，新生宝宝在出生后6～12小时内就开始排出胎便，颜色呈墨绿色，状态为黏稠糊状，并稍有腥臭味。如果乳汁供应充分，胎便需要2～7天的时间排完，每天3～5次，多的有可能达到10次。胎便排完后就会转成正常的新生儿大便，颜色由深绿色转为黄色。

● 哺乳期婴儿的大便

母乳喂养的孩子：因为母乳中含有丰富的果糖，能充分刺激肠道的蠕动，所以孩子排便顺畅，大便偏软，呈软糊状、膏状；质地均匀，而不是水、渣分离；颜色为浅绿色、金黄色；有轻微酸臭味。初期，孩子每天的排便次数一般为3～5次，随着月龄的增长，每日的排便次数会减少至1～3次。

奶粉喂养的孩子肠道蠕动功能稍差，每日排便1～2次，大便有轻微酸臭味，大便质地不像母乳喂养的宝宝的大便那般烂、软，相对干燥一些，但还是均匀的，不会有明显不消化的食物残渣；颜色以土黄色为主，如果喂食的奶粉含铁量高，大便也会呈绿色（因营养没有完全消化吸收），这都属于正常现象。

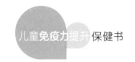

● 添加辅食后宝宝的大便

随着月龄的增长，为了满足孩子生长发育的需要，家长一般会在孩子出生6个月后开始添加辅食，如米汤、米糊、果蔬汁、菜泥等，这样营养才能更全面。当接触的食物类型增多时，宝宝的大便次数也会慢慢接近于成人的次数，每天1~2次，或每隔1~2天1次；颜色变暗，呈黄色、黄褐色或棕色；质地均匀，但还是以糊状为主。如果宝宝的辅食以蔬菜、水果为主，大便会稍微蓬松、软烂一些；如果是以肉蛋类等富含蛋白质的食物为主，则酸臭味会大一些。刚开始给孩子添加蔬菜等辅食时，大便中可能含有未消化的菜叶等食物，待孩子的肠胃功能逐渐适应了以后，这种现象一般会自行消失。

总的来说，只要孩子排便有规律，且大便的软硬度、颜色正常，说明肠道是健康的；反之，如果孩子出现泡沫便、臭鸡蛋味便、羊屎状便、油性大便、血便或大便中有奶瓣等，则说明孩子的肠道功能或身体出现了问题，家长要引起注意，及时进行调治。

孩子肠胃弱可适当补充益生菌

相信大部分家长对益生菌都不陌生，也都知道益生菌对身体有好处，但它具体怎么个好法、要如何补充，恐怕很多家长就不太清楚了。

益生菌是一种调节肠道菌群平衡、增强肠道消化功能的肠道有益菌，常见的益生菌有乳酸杆菌、双歧杆菌、酵母菌等。众所周知，人体肠道中有着数以亿计的细菌，要想维持肠道健康，有益菌越多越好。但在日常生活中，有很多因素可以破坏肠道的生态平衡，如抗生素应用不当、感染、气候变化、饮食不当、水土不服等。且孩子的肠道功能发育尚不成熟，菌群更容易受到不利因素的影响而发生紊乱，从而导致消化不良、腹泻等。

益生菌能够与人体中的有害菌竞争氧气，抑制有害菌的繁殖，从而使肠内菌群平衡，使肠内环境得到净化，同时也有利于营养物质的消化吸收。因此，肠胃较弱或容易腹泻的孩子，家长不妨适当给其补充一些益生菌。

● 益生菌的正确补法

补充益生菌比较常见的方法是服用益生菌制剂和饮用益生菌酸奶。

服用益生菌制剂

当孩子出现消化不良、腹泻、便秘等症状时，可以适当服用益生菌制剂来调节肠道菌群。但益生菌制剂含有添加剂等其他成分，且市面上益生菌制剂的种类比较多，具体选择哪种产品、吃多长时间，建议先咨询儿科医生，在专业人士的指导下服用，家长切勿自行给孩子补充。

服用益生菌制剂时要注意以下几点

- 饭后半小时服用。空腹服用益生菌制剂会刺激胃肠道，加快胃肠道排空，导致益生菌中的营养还没有得到吸收，就已被排出，从而造成浪费。另外，空腹会分泌大量胃酸，而饭后半小时服用，胃酸浓度降低，更有利于益生菌顺利抵达肠道发挥作用。

- 水温不宜过高。益生菌是一种肠道有益菌，非常怕热，需要用 35℃ 左右的温水冲服，水温过高会大大降低益生菌中的有益菌活性，影响功效。

- 避免与抗生素同服。抗生素不会识别"好坏"，消灭有害菌的同时，会连有益菌也一同消灭。服用益生菌制剂时，要与抗生素的服用时间至少间隔 2 小时，否则无法达到理想的效果。

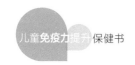

饮用益生菌酸奶

除了直接服用益生菌制剂，还有一种更简单、更安全、更有效果的方法，那就是让孩子饮用益生菌酸奶。益生菌酸奶中含有乳酸菌和双歧杆菌，有利于调节肠道菌群，可刺激肠道免疫细胞，促进消化，帮助孩子增强抗病能力。家长在给孩子挑选益生菌酸奶时，注意不要选乳酸饮料，因为乳酸饮料是经过加工配置而成的，含有很多添加剂，营养价值有限。此外，1岁以下的孩子不推荐饮用益生菌酸奶。

这样做，帮孩子养好肠道

养成良好的饮食习惯

作为人体消化、吸收的主要器官，肠道健康与饮食习惯有着密切关系，家长要想养好孩子的肠道，在饮食上要下点功夫。一般来说，当孩子的消化功能逐渐成熟后，要少给孩子吃过于精细、高糖及高油、高脂肪的食物，这些食物会减缓肠道蠕动，导致便秘，使毒素停留在肠道内无法排出，长此以往对孩子的健康十分不利。孩子每天的饮食要保证营养均衡，奶类、蛋类、肉禽鱼、蔬菜、水果均要有所摄入，避免出现偏食、挑食的情况。食材的选择上，要尽量新鲜，尤其是肉类，制作时一定要煮熟。

此外，平时可以多给孩子吃一些有益于肠道健康的食物，例如，富含膳食纤维的食物，这类食物能够刺激肠胃蠕动，有利于排便，如豆角、红薯、芹菜、韭菜、菠菜、木耳、玉米、燕麦等；有利于润肠通便的食物，如芝麻、松子仁等；富含有益菌的食物，这类食物可以改善肠道内的环境，如奶酪、酸奶、发面食品等；可刺激肠道内益生菌生长的食物，如蜂蜜、香蕉、洋葱等。

注意饮食卫生

孩子经常拉肚子，很多时候是因为吃了不干净的食物，感染了细菌，因此，父母在日常生活中要帮助孩子养成良好的卫生习惯。例如，饭前、便后要洗手，放学回家后及时洗手；给孩子吃的食物要新鲜，尽量不给孩子吃剩饭剩菜；孩子的餐具、玩具要经常清洗；不要和家长共用水杯；等等。

不滥用抗生素

作为家长，看到孩子生病遭罪，心里特别难受，会想尽办法让孩子尽快好起来。所以，很多家长当孩子一感冒、发热就大量使用抗生素。其实抗生素只针对细菌感染，病毒性的发热、感冒等服用抗生素不仅起不到任何作用，反而会对肠道有益菌群造成极大破坏，引起肠道菌群紊乱，影响人体的免疫功能。因此，家长一定不要自行给孩子服用抗生素，应根据孩子的病情，在医生的指导下服用，否则会给孩子的身体带来伤害。

保证充足的睡眠

睡觉时大脑和身体能够得到充分的休息，肠胃的消化吸收功能也会增强，身体的免疫系统能够得到修复和调整，孩子也就不容易生病了。因此，平时一定要保证孩子的睡眠时间和睡眠质量。

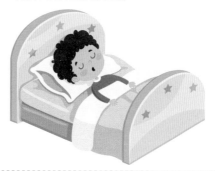

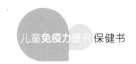

经常揉揉小肚子，可通肠道、健脾胃

相信很多家长都有过这样的经历，当孩子肚子不舒服时，给其轻轻揉一揉肚子，孩子就不会那么难受了。揉肚子真的有那么好的效果吗？答案是肯定的。可不要小瞧这个小小的动作，它流传至今已有千年历史。揉腹其实就是腹部按摩，相当于肠道保健运动，属于一种中医外治法，经常揉一揉肚子能消积食、理脾积。

操作方法：

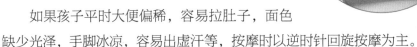

让孩子平躺在床上，家长将双手搓热，可以隔着一层棉质薄衣物或直接接触孩子的腹部，以孩子的肚脐为中心，用整个手掌慢慢回旋按摩，大概2秒一圈，力量均匀，每次15分钟，以孩子感到腹部有温热感为度。

如果孩子平时大便偏稀，容易拉肚子，面色缺少光泽，手脚冰凉，容易出虚汗等，按摩时以逆时针回旋按摩为主。

如果孩子平时大便偏干，容易便秘，有口臭，情绪易激动等，则需以顺时针回旋按摩为主。

注意事项

- 孩子饥饿时不宜揉腹。
- 揉腹前后半小时不能进食、喝水，揉腹前若有便感，排便后再揉。
- 手法以柔软舒适为主，不可过分用力。
- 在按摩过程中如果孩子产生饥饿感，或产生肠鸣音、排气等现象，属于正常反应，家长不要过于担心。
- 如果孩子患有肠炎、痢疾、阑尾炎等腹部急性炎症时，不宜进行腹部按摩。

护好肾，让孩子**精力十足**

从小护好肾，孩子更健康、更结实

现代医学认为，肾脏具备三大功能：一是生成尿液、排泄代谢产物，这也是肾脏的基本功能。人体在新陈代谢过程中会产生多种废物，绝大部分废物通过肾小球的滤过、肾小管的分泌，随尿液排出体外。排泄功能就是通过生成尿液，借以清除体内代谢产物及某些废物、毒物。二是维持体液平衡及体内酸碱平衡。肾脏通过肾小球的滤过、肾小管的重吸收及分泌功能，排出体内多余的水分，调节酸碱平衡，维持机体内环境的稳定。三是内分泌功能。肾脏可生成肾素、促红细胞生成素、活性维生素D_3、前列腺素、激肽等，同时又是机体部分内分泌激素的降解场所和肾外激素的靶器官。肾脏的这些功能，保证了机体内环境的稳定，使新陈代谢得以正常进行。

在中医学里，肾为先天之本、生命之源，主藏精，精生血，主生长、发育、生殖，它贯穿于一个人的生命孕育、出生、成长、发育、生殖以及衰老的全过程。可以说，孩子能否正常发育、健康成长，肾起到了非常重要的作用，肾精充盈，则筋骨强健、动作敏捷、精力充沛。因此，拥有强大的肾是孩子身体健康的本钱。

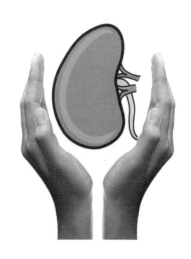

不管是从西医的角度来看，还是从中医的角度来看，肾对孩子的生长发育、健康成长都起着非常重要的作用，但小儿处于生长发育期，肾脏精气相对不足，且年龄越小，肾气不足的表现越突出。所以，家长要帮助孩子养好肾。

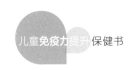

不长个儿、常尿床、发育迟缓，多是肾气不足

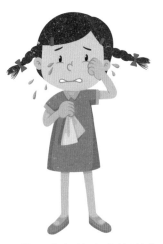

中医认为，肾藏精，精生骨髓，与脑密切相关，肾中所藏精气是人体生命活动的原始动力，孩子从小长到大，生长、发育、生殖都是靠肾精在推动。

肾主水，具有主持和调节人体水液代谢的功能，是人体的"过滤器"。人体内的水液代谢包括两个方面：一是将具有滋润脏腑组织作用的津液输布全身；二是将各脏腑组织代谢后的浊液排出体外。而水液代谢过程的实现主要依靠肾的"气化"功能。有的孩子出现遗尿、尿床等问题，通常是由肾的水液代谢失常引起的。

肾主骨，即肾充养骨骼，肾好的孩子骨骼健壮，长得高。如果肾精充足，人的骨质就会得到很好的滋养，骨骼发育就会良好，骨质就致密，骨头就坚固有力；如果肾精不足，骨骼就会失去滋养。孩子肾功能失常，很可能会造成骨骼发育不良或生长迟缓，导致骨软无力、囟门迟闭等症状。

孩子肾气不足的常见表现

- 容易出汗，生长缓慢：不管是白天爱出汗，还是晚上盗汗，多与气虚或肾虚密切相关。特别是晚上盗汗，多半是肾阴虚的表现。如果孩子总是翻来覆去睡不踏实、夜惊，就会影响生长激素分泌，时间一久，孩子的身高、骨骼生长都会受到影响。

- 体质弱：因为孩子肾气不足，导致全身血液流通不畅，所

以体质会比较弱，有可能造成自身免疫能力和抵抗力比较
弱，容易受到病毒或细菌的感染。

- 尿频、尿床：孩子肾气不足，还有可能会导致尿频，甚至
  出现尿床的现象。这是因为肾气不足，肾脏和膀胱的闭藏
  失司，不能约束水液，无法封藏，从而出现了遗尿的表现
  症状，晚上睡觉的时候经常会不自主地排尿。
- 头发稀疏：如果孩子长期肾气不足，可能会导致头发血液
  供应不足，经常出现脱发、头发发黄等现象。

除此之外，肾气不足的孩子还可能伴有换牙晚、肌肉松软、走路容易摔
倒等症状。

伤肾的坏习惯要避免

肾精分为先天之精和后天之精。先天之精禀受于父母，即来自父母的遗
传；后天之精来源于水谷精微的滋养，即依赖于脾胃化生气血的营养物质，
随着年龄的增长，肾精会慢慢充盈。先天之精在孩子出生时就已经决定了，
后天之精则需要家长精心的喂养和呵护。所以，生活中一些伤肾的坏习惯要
避免，这样才能有利于养护好后天之精。

● 经常喝饮料

有些孩子特别喜欢喝饮料，尤其是奶茶、可乐、雪碧之类的，家长宠
爱孩子，也总是买给孩子喝，认为饮料也含有大量的水分，喝饮料相当于喝
水，最后导致孩子基本上不喝白开水了，觉得没什么滋味。饮料的口感确实
比白开水好很多，而且大多味道偏甜，小孩子都喜欢喝。但是饮料中含有大

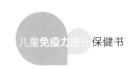

量的糖分、色素、防腐剂和香精，这些物质进入体内经肝脏解毒、肾脏过滤后排出体外，会加重肝肾的负担。所以，家长一定要少给孩子喝饮料，最好喝白开水。

● 口味重，吃得咸

中医认为，咸味入肾，肾需要咸味滋养。既然咸味能补肾，那是不是吃得越咸，肾就越好呢？答案是否定的，吃得太咸反而会伤肾。孩子喜欢吃零食，而很多零食的盐分比较高，如薯片、饼干、干脆面、火腿肠等，这些食物虽然吃起来不太咸，但含有较高的盐分，不知不觉就会让人摄入过量的盐分，加之一日三餐中也需要加入各种调料，很容易导致孩子摄入过多的盐分，加重肾脏的负担。

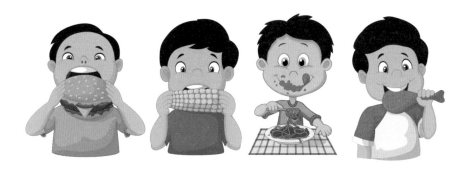

● 暴饮暴食，吃肉太多

很多孩子偏爱吃肉，不喜欢吃青菜，由于自制能力较差，容易导致暴饮暴食。肉类属于高蛋白食物，人在短时间内摄入大量的高蛋白，可能导致蛋白尿的出现。尽管孩子能吃能喝，吃完也没有不舒服，但是毕竟吃得太多，身体无法正常消化与吸收，最终需要依赖肾脏代谢排出体外，无形中就加重了肾脏的负担。

● 过量补充钙剂

很多家长担心孩子长不高，常常自行给孩子补充钙剂和维生素D制剂。孩子缺钙可以适当补钙，但若长期服用或短期大量服用钙剂，使血钙浓度升高，机体为了维持正常的血钙浓度，从尿中排出的钙就会增多，造成多尿、夜尿增多、烦渴，甚至造成肾结石等不良后果。而且，长期过量补钙还可能引起便秘，造成高钙血症，引起恶心、呕吐、腹痛、乏力等症状，导致异位钙化，引起心血管疾病等问题。因此，补钙并不是多多益善。如果孩子只是轻微缺钙，建议通过食物补钙，如含钙丰富的奶制品、瘦肉及新鲜的蔬菜、水果等。如果需要服用钙剂补钙，则要在医生的指导下，选择适合孩子的钙剂和剂量。

这样做，帮孩子补足肾气

孩子处于生长发育阶段，体内的阳气、阴气刚刚萌发，脏腑的结构与功能也都处于生长发育阶段，而且并不稳定。孩子的肾脏除了要负担日常的职责，还要消耗很多肾精去转化成肾气，从而促进生长和发育。因此，在日常生活中帮助孩子补足肾气，有利于孩子的健康成长。

● 常晒太阳

中医认为，常晒太阳能助发人体的阳气，对于阳气不足的孩子来说，经常晒太阳能够充盈阳气，起到温煦的作用，如此孩子才会更有活力。此外，孩子常晒太阳可以促进维生素D的生成，对于预防因缺乏维生素D而导致的骨质疏松症、佝偻病有重大作用，有助于骨骼生长；太阳光中的紫外线具有消毒、杀菌作用，能有效杀灭皮肤细菌、病毒，增强皮肤的抵抗力；阳光照射可以促进血液循环，有利于人体新陈代谢，对改善睡眠质量也有帮助。因此，趁着天气好的时候，家长不妨多让孩子在阳光下玩耍。

带孩子晒太阳的注意事项

- 晒太阳宜避开中午，选择阳光中紫外线较弱的时段。

- 每次晒太阳的时间以 15 ~ 30 分钟为宜，并要及时更换姿势，避免同一部位暴晒，造成皮肤损伤。

- 在晒太阳的过程中要注意保护好眼睛，避免阳光直射，损伤视网膜。

- 避免隔着玻璃晒太阳，因为玻璃会阻挡一部分阳光，会影响维生素 D 的合成。

- 晒完太阳后，要记得给孩子补充水分。

● 加强运动

建议平时多让孩子运动，如跑步、跳绳、做健身操等。适当进行锻炼，有助于体内阳气升发，可以促进气血运行，能够强身健体，对孩子补肾气也有帮助。

● 饮食调理

肾藏精，主生殖，为先天之本。肾精首先来自先天父母所赐，其次依赖于后天之本的滋养。因此，建议孩子多吃对肾脏好的食物，如核桃、黑芝麻、黑豆、木耳、山药、莲子、羊肉、栗子、韭菜等，这些食物具有补肾益精、固肾补气的作用，家长可以在熬粥或煲汤的时候，放入适量上述食物，这样有助于补充肾气。

此外，日常饮食中建议吃一些富含蛋白质、B族维生素，以及富含钙的食物。这些食物也能够为孩子提供营养，并缓解肾气不足的情况。

● 穴位按摩

太溪穴

太溪穴是足少阴肾经的原穴，是肾脏元气流注的地方，经常按摩此穴位可以补肾气、固肾阳。如果孩子出现尿频、遗尿、喉咙痛、支气管炎等病症，可以通过按摩太溪穴来缓解。

穴位定位：位于足内侧，内踝后方与脚跟骨筋腱之间的凹陷处。

按摩方法：用双手拇指指端分别按揉孩子两侧的太溪穴，每穴每次按摩2～3分钟。

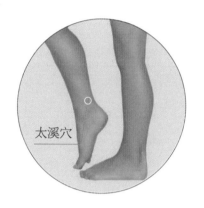

太溪穴

涌泉穴

涌泉穴是足少阴肾经的常用腧穴之一，是肾经经气的发源地，肾经之气通过涌泉穴涌出灌溉全身。常给孩子按摩此穴，能起到益精补肾、滋养脏腑、固本培元的作用。

穴位定位：位于足底部，蜷足时足前部凹陷处，约在足底第2、第3跖趾缝纹头端与足跟连线的前1/3与后2/3交点上。

按摩方法：用拇指指端分别按揉孩子两侧的涌泉穴，每穴每次按摩2～3分钟。也可以用手拍打涌泉穴，拍至孩子的脚底产生温热感。

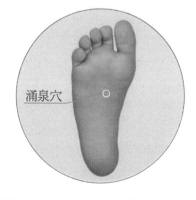

涌泉穴

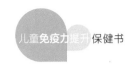

关元穴

关元穴为保健要穴，也是小肠的募穴，通过按揉本穴可促进小腹部血气运行，以起到固本培元、补虚益损、强壮一身元气的作用。如果孩子有虚寒性腹痛、腹泻、痢疾等症状，可以通过按摩关元穴来缓解。

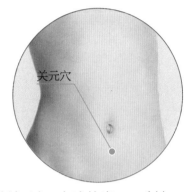

穴位定位：位于下腹部，身体前正中线上，肚脐下3寸。

按摩方法：用拇指指腹或用手掌按揉孩子的关元穴，每次按摩2～3分钟。

照海穴

照海穴是足少阴肾经上的重要穴位，也是八脉交会穴之一，经常按摩此穴位可以起到滋肾清热、息风止痉、利咽安神的作用。照海穴也是治疗咽喉疾病的要穴，可用于咽干、咽痛、失声、干咳、扁桃体炎、梅核气等病症的治疗。

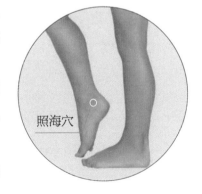

穴位定位：位于足内侧，内踝下缘边际凹陷处。

按摩方法：用双手拇指指腹分别按揉两侧的照海穴，每次按摩2～3分钟。

孩子娇嫩的肺需要家长**悉心照顾**

肺是人体的呼吸器官，也是人体重要的造血器官。肺不断吸进清气、排出浊气，吐故纳新，实现机体与外界环境之间的气体交换，以维持人体的生命活动。

肺对孩子的重要性

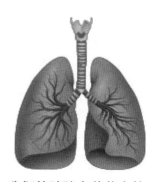

众所周知，在所有的儿童疾病中，呼吸系统疾病患病率高居榜首，其中以感冒、发热、咳嗽、支气管炎、哮喘、肺炎等疾病最为常见。据调查统计，儿童普通门诊疾病就诊中呼吸道感染就诊占60％，儿童普通病房住院孩子中患肺炎的孩子占60％。为什么孩子这么容易患上呼吸道疾病呢？这与我们的肺脏有着莫大的关系。实际上，肺是一个特别娇气的器官，肺脏与外界的空气直接相通，所以空气中的一些病邪很容易随着呼吸进入肺部，残留在微小的肺泡里，黏附在气管和支气管里，进而引发咳嗽，甚至造成气管炎、支气管炎和肺炎等病变。而孩子的肺脏更为娇嫩，脏腑功能尚未发育完全，抵御外邪的功能较弱，当外邪入侵时，肺也就成了最容易受伤的脏器。所以，想让孩子少生病、抗病能力强，呵护好孩子的肺至关重要。

肺是看起来与免疫力毫不相关的器官，但实际上与免疫力紧密相关。肺通过呼吸向血液供氧，心脏向身体输送血液，血液主要是由血细胞和血浆组成的，血细胞主要包括红细胞、白细胞和血小板，红细胞是快速向身体各个器官运送肺接收的氧气、帮助运输二氧化碳的运输瓶，而白细胞则是守护我们身体的战士，当我们的身体被虎视眈眈的细菌、病毒、有害真菌、寄生虫

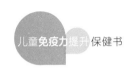

等外部致病微生物入侵时，白细胞便会与它们进行勇敢的斗争。如果肺部健康，那么红细胞和白细胞的活动就会十分活跃；反之，如果肺部积热，肺就无法顺利工作，那么红细胞和白细胞的活跃程度便会下降，身体的免疫力也会随之下降，外部致病微生物就能轻而易举地侵犯我们的身体。由此可见，肺脏不仅是人体进行气体交换的重要场所，也是人体免疫系统的重要组成部分，肺脏的健康状态直接影响着人体的免疫力。

肺有"五怕"

呼吸是人体生命特征的重要标志之一，呼吸每时每刻都在肺中不停地进行。人体不断吸入自然界的清气、排出浊气，以维持正常的生命活动。可是在日常生活中，肺也有怕的"敌人"，要想养好肺先要知道肺怕什么。

肺怕寒

有一种现象，相信大家都不陌生，就是在冬天或是温度较低的早晨，人呼吸了冷空气后容易咳嗽。这多是因为强力的冷空气进入了肺部，从而导致的一种强冷刺激现象。肺位于胸腔，与喉、鼻相连，呼吸的冷空气需要在肺泡中进行气体交换，而薄弱的肺泡对冷空气非常敏感。中医的说法是，寒邪最容易经口鼻犯肺，使肺气不得发散，津液凝结，从而诱发感冒等呼吸道疾病，反复如此可使人体免疫力下降。

肺怕燥

肺喜润恶燥，天气干燥时易耗伤津液，故常会出现口鼻干燥、干咳无痰、皮肤干裂等症状。天气干燥时，应滋阴润肺，少吃辛辣的食物，以免加重燥邪对人体的危害；要多喝水，多吃新鲜的时令果蔬，如银耳、甘蔗、梨、百合、藕等，可以起到润肺养阴的作用。

肺怕热

中医讲"肺为娇脏"，肺既怕寒又怕热。肺受热后容易出现咳、喘（气管炎、肺炎）等症状，如果肺热盛还可能导致面部起痘、酒渣鼻等，肤色也可能会因此而受到影响。

肺怕脏

肺是一个非常娇气的器官，对环境的要求很高，清新的空气是它的最爱。而孩子的肺更为娇嫩，且肺通过气管、支气管与喉、鼻相连，最容易受邪气侵犯，如果雾霾、二手烟、汽车尾气等经常伤害它，会导致肺泡内痰饮积滞，阻塞气道，很容易引起感冒、支气管炎、肺炎等呼吸道疾病。家居装修后会挥发大量甲醛等有害物质，会对人体健康造成严重危害，特别会伤害到我们的肺。所以，一般新装修的房子要过半年后才能入住，生活中也要远离喷油漆的场所。

肺怕受气

生气的时候我们经常会脱口而出"肺快气炸了"。生气时，血液循环会加快，需要消耗大量的氧气，需要加速肺部的气体交换。气到肺"炸"之时会出现呼吸急促、气逆、肺胀、气喘、咳嗽等症状。生气是百病之源，几乎对身体每个器官都有严重影响，肺也不例外。

此外，肺也怕悲伤、忧愁等负面情绪。《黄帝内经》中说，"悲则气消""忧愁者，气闭塞而不行"，说明过度悲哀或忧愁最易损伤肺气，或者导致肺气运行失常。因此，保持积极乐观的心态对保护肺脏极为重要。

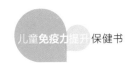

这样做，能保护好孩子的呼吸道

年幼的孩子，其肺脏本就娇嫩，加上现在的空气污染严重，孩子的呼吸系统受到很大的考验，因此现在的孩子肺部问题比较多，经常出现感冒、咳嗽等症状，甚至发展为支气管炎、肺炎等。如果忽略肺部的保养，将给孩子的健康带来巨大的威胁。那么在日常生活中，如何做才能保护好孩子的呼吸道呢？

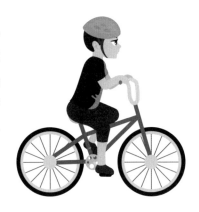

● 多做有氧运动

有氧运动是指主要以有氧代谢提供运动中所需能量的运动方式，比较富有韵律性，其特点是运动强度低、有节奏、不中断和持续时间较长。这种运动可以提高机体的携氧能力，增强和改善心肺功能，提高肺活量，有利于增强孩子的免疫力和抗病能力。

对于孩子来说，慢跑、游泳、骑自行车、快步走等运动方式都是不错的选择。

慢跑	慢跑能够加快全身血液循环，促进新陈代谢，促进肠胃蠕动，有利于改善肠胃功能，还能增强抵抗力。建议每周慢跑3~5次，每次15~30分钟，以跑几分钟后孩子后背和额头开始出汗的速度为宜。
游泳	游泳时需要动用较多的能量来克服水的阻力，因此游泳能够增强和改善心肺功能，增加肺活量，促进新陈代谢，增强体质。游泳需要四肢协调运动，可以增强孩子的协调能力。建议每周游泳2~3次，每次30~50分钟。

骑自行车 >	骑自行车可以提高心肺功能，锻炼下肢肌力和增强全身耐力，还可使颈、背、臂、腹、腰、臀等处的肌肉得到相应的锻炼。此外，骑自行车能促进儿童运动能力、平衡能力的发育。建议每周骑行3~5次，每次20~30分钟。
快步走 >	快步走是既简单又安全的养肺运动，看似只锻炼了腿，其实是促进了全身的协调性，加快了血液循环，还能增加肺活量，增强了肺功能。建议每周快步走3~5次，每次30分钟左右，速度以孩子身体发热、微微出汗为宜。

● 多吃清肺食物

如果孩子经常出现咳嗽、有痰、咽干、咽喉肿痛、鼻出血、手足心热等症状，多半是肺热或肺燥的表现。所以，家长在天气干燥的时候要给孩子适当调整饮食，多给孩子吃一些清热润肺、养阴生津的食物，如梨、枇杷、蜂蜜、银耳、白萝卜等。

以下几个方面也需要注意

- 饮食应以清淡为主，多让孩子喝些白开水，增加排尿量，这样能起到清肺热的作用。

- 多给孩子吃富含维生素A 和维生素C 的食物，如胡萝卜、猕猴桃、橙子等，既能清肺热，也可提高呼吸道黏膜的抗病能力。

- 多给孩子吃富含膳食纤维的食物，如白菜、木耳、芹菜、金针菇等，因为肺与大肠相表里，大肠通畅对清肺热十分有益。

- 忌食肥甘厚味、辛辣、油炸、黏滞等类型食物，这些食物都会助热生火，加重肺热。

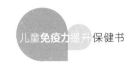

● 雾霾天更要呵护好孩子的肺

如今空气污染越来越严重，雾霾天气经常出现。大家都知道，雾霾对人体的危害很大，尤其是对呼吸系统的伤害最大，人体吸入空气中的污染物，轻则可引起支气管炎、肺泡炎症，重则可引起中毒，甚至导致癌变。从中医角度讲，肺为娇脏，小儿肺脏则更为娇嫩，肺常不足，抵抗力差，容易因受外邪侵袭而致病；从西医角度讲，孩子的呼吸系统发育还不完善，肺泡数目直到8岁时才能达到成人水平，且呼吸道免疫球蛋白分泌量较低，局部免疫功能差，对外界不良因素的反应更敏感，受到雾霾的侵袭后很容易导致孩子患上感冒、支气管炎、肺炎、哮喘等呼吸道疾病。所以，当出现雾霾天气的时候，家长一定要注意呵护好孩子的肺。

我们可以这样做

- 雾霾天尽量不要带孩子外出，如果必须带孩子出门，要让其戴好口罩，做好防护。
- 雾霾天外出回来，大人、孩子都应该及时洗手、洗脸、换衣服，清除掉附着在身上的有毒物质。
- 雾霾天建议少开窗，如果要开窗通风，最好在 10 点和 15 点前后开窗通风，此时空气质量相对较好，但开窗时间不宜过长。

● 做好鼻腔护理

鼻子对空气起着过滤、清洁、湿润和加温的作用，可有效阻挡空气中的灰尘和病原体进入肺部，故保护好鼻腔，有益于肺部健康。平时要督促孩子勤洗手，尤其在饭前、便后或外出回家后，要用流动水和肥皂或洗手液清洗双手。不用手挖或揉鼻子，教孩子正确的擤鼻涕方法，即用手按住一侧鼻翼，轻轻擤出对侧鼻腔中的鼻涕，再换另一侧鼻翼用同样的方法擤出另一侧鼻腔中的鼻涕。

养好心和肝，
孩子心情舒畅睡得好

　　心脏与肝脏是不分昼夜地为身体工作的两大器官。心脏负责为血液流动到身体各个部位提供动力，肝脏则是血液的过滤器与清洁器，能够分解和清除血液中对人体有害的物质。

心和肝相互依存、互相影响

　　中医认为，心主血，肝藏血，人体的血液储藏在肝，通过心运行到全身。心主血脉的功能正常，肝才能有所藏，而肝储藏血液和调节血量的功能，又为心运行血液提供了必要的条件，两者相互配合，共同维持血液的运行。心行血功能正常，则肝有所藏，才能发挥其储藏血液和调节血量的作用；而肝所藏的血，具有养肝和制约肝阳的作用。肝血充足，肝得到滋养，肝的疏泄功能正常，则气血疏通，血液不会瘀滞，有助于心主血脉功能的正常发挥。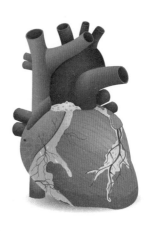

　　此外，人的精神、意识和思维活动虽然由心所主，但依赖肝疏泄和调畅气机、情志的功能，而肝的正常疏泄又依赖于心的主神志作用，两脏相互依存、互相为用。

　　由此可见，心和肝主管我们全身的血液和精神活动，虽属于两个不同的脏腑，但两者互相依存、互相影响，只有它们相互配合，才能共同维持血液的运行，人体的各项生理活动和精神活动才能有条不紊地进行。

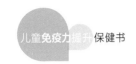

如何养护好孩子的心

心是人体生命活动的主宰，全身气血的运行、五脏六腑等的生理活动及人的精神意识、思维活动、情感等，都由心主宰。如果心出现问题，人体的各项生理活动就会紊乱，各种疾病也会接踵而来。

● 孩子心脏功能较弱的表现

心脏的发育状况对身体的健康影响很大，一旦心脏负担过重，将会对身体产生难以预计的危害。那么，家长如何知晓孩子的心脏功能是否正常呢？

孩子心脏功能较弱的具体表现

- 活动耐力下降：正常运动时，心脏功能较弱的孩子，可能运动一段时间后感觉较累，较易乏力，且喜欢休息。
- 心脏伴随症状：可能出现胸闷、胸痛、心慌或心前区不适等心脏伴随症状。
- 神经系统伴随症状：可能出现头晕、头痛等神经系统伴随症状。
- 生长发育迟缓：通常可出现面色苍白、出大汗、口唇发干或食纳减少、体重不增甚至生长发育落后等现象，与正常儿童相比会有明显的发育迟缓。
- 心前区隆起：体格检查时可以发现心前区会有较为明显的隆起，心脏听诊时可能出现典型的心脏杂音。

此外，孩子进行跑步等剧烈运动时出汗量较多，呼吸比较粗重，运动过后久久不能平息；孩子看起来很虚弱，而且容易反复感冒，这些也可能和心脏功能较弱有关。如果出现上述症状，建议到有专业的儿童心血管内科的医院进行检查。

● 呵护好心脏，让孩子安心睡觉

常吃清心食物，降心火

中医认为，小儿"心常有余"，是指孩子心气旺盛有余，体现了孩子发育迅速、心火易动的特点，这也预示着孩子在病理上容易出现心火亢盛、心火上炎的证候。有的孩子五心烦热、咽干口燥、口舌生疮、易受到惊吓、易喜易怒，这些都是由心火亢盛、心火上炎引起的。此时建议家长让孩子多吃些降心火的食物，尤其是在夏天天气炎热的时候，吃些绿豆、芹菜、荷叶、莲子、苦瓜等食物，有助于降心火，让孩子心情舒畅，能够安心睡觉。

让孩子少生气，避免情绪激动

孩子的心气易动，心火容易亢盛，所以情绪波动会比较大，这样对心脏健康不利。家长应多关注孩子，多陪伴孩子，给孩子更多的关怀和爱，多培养孩子能保持心境平和的兴趣爱好，例如，画画、书法、棋类等，这些兴趣爱好都有利于修身养性。在孩子心情不好的时候，家长千万不要简单粗暴地处理，应该想办法帮助孩子尽快缓和情绪，舒缓心情，这样才有利于其心脏的发育。

午睡有利于平息心火

午时11：00—13：00心经当令，此时阳气最盛、阴气最弱，这时候让孩子睡个午觉，可以养阴制阳，达到阴平阳秘的状态，对平息孩子旺盛的心火很有帮助。需要注意的是，午睡时间不宜过长，30~60分钟最佳。如果孩子睡不着，可以让其躺在床上闭目养神，这样也能养心安神。

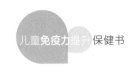

适量运动，增强心脏功能

我们都知道，经常运动可以增强冠状动脉的血流量，增强心脏功能和增加肺活量，提高抗病能力，改善体质等。这也是经常在外面跑跑跳跳的孩子长得更壮、不易生病的原因。对于心脏功能较弱的孩子来说，并不是不能运动，而是要做一些力所能及的运动，如散步、快步走、做广播体操、骑自行车、跑步、游泳、爬山、跳绳等，这些都是非常适合心脏功能较弱的孩子的运动方式。家长可以根据孩子的具体情况，让孩子做一些适合孩子自己的运动。如果在运动过程中发现孩子喘不过气来，应让其立即停止运动。

用心呵护孩子的肝

中医认为，肝主要具有两大功能：一是主疏泄，二是主藏血。主疏泄是指肝能调节全身之气机，包括人体的气、血、津液、神、精，保证全身气机的通畅；主藏血是指肝负责储藏血液，相当于人体的血库，并调节人体各部位血量的分配。此外，肝也主筋，主管人体的肌腱和韧带，与人体的运动能力息息相关。肝血充足，则身体强健灵活，不易疲劳。而在西医看来，肝脏既是人体的消化器官，也是重要的免疫器官，能参与身体的免疫调节。肝脏中含有较多的免疫细胞，这些免疫细胞能够清除机体内的病毒、细菌及某些抗原等。孩子的脏腑娇嫩，很容易受到外界环境因素的影响，因此家长一定要注意保护好孩子的肝脏。

● 伤肝行为要避免

肝脏好不好，与我们日常所养成的生活习惯有很大关系，生活中很多看似很平常的习惯可能会对肝脏造成损害，所以家长要监督孩子，避免以下这些伤肝行为。

熬夜

随着现在的生活条件越来越好，孩子经常玩电脑、看手机、看电视等，特别是到了节假日，很多孩子打乱了早睡早起的生活节奏，经常晚上十一二点还在玩闹，这样肝脏得不到休息，会引起肝脏血流相对不足，直接影响肝脏中营养及氧气的供给，抵抗力也会随之下降。

中医认为，23：00至次日凌晨3：00是胆经、肝经当令时，也是肝脏修复、排毒的最佳时机，而这些必须在睡眠状态下才能进行。如果这个时候孩子还在玩闹，肝脏得不到休息，就会影响到肝脏正常的排毒工作，使肝火上炎、肝血亏虚，肝脏的免疫功能就会变差。

用眼过度

中医认为，肝藏血，开窍于目，眼睛之所以能视物，是因为依赖于肝血的滋养。肝脏功能正常则目光有神，看东西清楚明亮，即所谓"清肝明目"。孩子的眼睛处于生长发育阶段，如果长时间看电脑、看电视、玩手机等，会导致用眼过度而损伤肝血，眼睛就会出现干涩、视力减退、视物模糊等症状。因此，家长一定要控制孩子玩电子产品的时间，每次尽量不超过25分钟。同时家长也要放下手机，和孩子多做亲子游戏，多带孩子去户外玩耍，多做运动，这样更有利于孩子的身心健康。

长期焦虑、烦闷、压抑

肝脏与情绪有着非常密切的关系，《黄帝内经》中提到："喜怒不节则伤肝，肝伤则病起，百病皆生于气矣。"由此可见，养好肝首先要注重情志的调节。现在的孩子学习压力比较大，家长望子成龙，对孩子要求

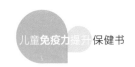

比较严厉，如果亲子关系不和谐，孩子长时间处于焦虑、烦闷、压抑的情绪下，肝气得不到抒发，对肝脏的损害很大，对身体健康非常不利。所以在日常生活中，家长要注意帮助孩子释放不良情绪，不要给孩子太大的压力，也不要把自己的想法强加给孩子，更不要动不动就数落、打骂孩子。孩子需要的是健康的亲子交流及和睦温馨的家庭氛围，家长可以多带孩子一起进行户外活动，到郊外呼吸新鲜空气。只有孩子心情舒畅了，肝脏才能平和，肝气才能畅通，身体抗病力才会随之增强。

服药不当

有些家长在孩子生病时，经常会根据个人经验随意给孩子用药，有些家长甚至为了让孩子快点好起来，选择过量用药。这些做法是非常不可取的。常言道"是药三分毒"，大多数药物被服用之后是通过肝脏来解毒的，并由肝脏排出体外。如果服药不当，将会大幅加重肝脏的解毒、代谢负担，造成肝损伤。如果孩子生病，爸爸妈妈给孩子用药时一定要谨慎，特别是给孩子使用抗生素、退热药、抗过敏药物时要谨遵医嘱，避免乱用药、多用药，从而给孩子的肝脏带来损害。

有毒食物和环境污染

发生霉变的瓜子、花生、大米等食物中含有黄曲霉毒素，变绿或发芽的土豆中含有龙葵碱，腌制食品中含有亚硝酸盐等，这些都是有毒物质，食用后对肝脏的伤害非常大。如果家中有这些过期或发生霉变的食物，应及时处理掉。

如今城市的生活环境越来越差，空气中充满工业废气、汽车尾气、雾霾等，如果长时间处于这样的环境中，有毒物质一旦进入我们的体内，就会给肝脏的解毒、排毒工作造成负担，从而损伤肝功能。

● 养好肝，孩子心情好、少生病

养成早睡早起的好习惯

如果孩子晚上睡得晚，肝脏得不到休息，就会影响肝脏正常的排毒工作，导致肝火上炎、肝血亏虚，肝脏的免疫功能就会变差。因此，我们需要保证孩子有充足的睡眠时间，作息规律，早睡早起，这样肝脏才能发挥其正常的排毒功能。建议孩子每天晚上21:00前上床睡觉，23:00至次日凌晨3:00是胆经、肝经当令时，这时正好进入深度睡眠，有利于养护肝脏，提高身体抵抗力。

少喝饮料多喝水

多喝水可以补充水分，加快血液循环，促进新陈代谢，还可以促进胰液、胆汁的分泌，以利于胃肠道的消化、吸收，以及废物的排出，减少代谢产物和毒素对肝脏的损害。各种有颜色的饮料含有香精、色素等多种食品添加剂，这些食品添加剂进入身体后会加重肝脏的负担，孩子应少喝或不喝。

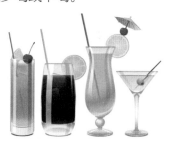

适当吃些养肝护肝的食物

在日常生活中，家长也可以通过饮食来呵护孩子的肝脏。饮食护肝有两大要点：一是选择新鲜的食物，供足养分，满足肝脏的各项生理需求；二是注意食品卫生，防止细菌、病毒入侵肝脏。

养肝护肝的食物以清淡平和、营养丰富为宜，同时要尽量避免过量吃油炸、辛辣食物，尽量不要让孩子吃腌制、熏制的食物，否则会让肝脏超负荷工作，导致肝脏功能失调。

绿色食品是护肝、养肝的最佳选择，可以促进肝气循环、舒缓肝郁、保护视力。因此，应多食用一些绿色食物，如黄瓜、芹菜、菠菜、花椰菜、海带等。

此外，经常有家长反映，孩子脾气较大，易烦躁、易激怒，常出现坐不安稳的现象；晚上睡觉爱出汗，且睡眠不踏实、易惊醒等；食欲不佳，出现挑食、厌食、口苦等症状，而且精神较差，感觉乏力。其实这些症状可能是孩子肝火比较旺导致的。对于肝火旺的孩子，平时要让其多喝水，饮食要规律，少吃生冷刺激性食物，应吃清淡的新鲜蔬菜、水果，多给孩子吃点清肝泻火的食物，如苦瓜、绿豆、西红柿、菠菜、雪梨、西瓜、柚子等。

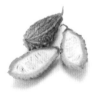 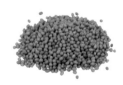 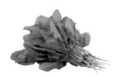

保持心情舒畅

情志与肝脏的关系非常密切，如果孩子经常生气，控制不好自己的情绪，家长一定要及时帮助孩子调节好情绪，可以多进行一些亲子活动。例如，带孩子出去走一走，和孩子做亲子游戏等。此外，家长自己也要控制好情绪，因为家长的暴躁情绪和坏心情都会影响到孩子。当家里发生矛盾和争执时，家长也要控制好情绪，不能急躁、焦虑，先找到症结所在，再想办法处理问题、解决问题，千万不能把在生活中、工作上所受的气撒到孩子身上。总之，孩子心情好，肝气才能畅通，孩子也就不容易生病了。

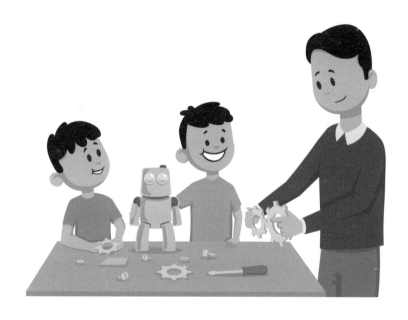

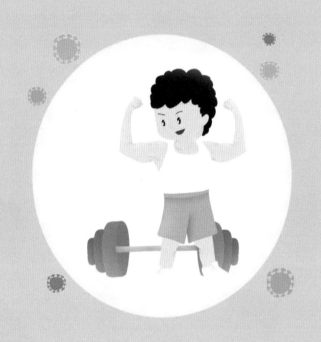

第3章

营养膳食，
帮助孩子"吃"出免疫力

营养是健康的基础，也是免疫的基础。良好的营养能有效保障机体免疫功能的发挥，增强抵抗病原体感染的能力，能让孩子少生病。在日常生活中，为孩子精心准备一日三餐，通过营养膳食，帮助孩子"吃"出免疫力。

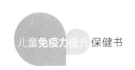

与免疫力密切相关的**营养素**

前文中说过，孩子免疫力的强弱取决于两个因素，一是先天遗传因素，二是后天环境因素。在后天环境因素中，饮食具有决定性的作用，因为人体免疫系统活力的保持主要依靠食物，食物中的某些营养成分能够较好地协助刺激免疫系统，提高免疫力。与人体免疫功能关系密切的营养素有蛋白质、维生素A、维生素C、维生素E、维生素B_6、铁、锌和硒等。

蛋白质：人体免疫功能的物质基础

蛋白质是一切生命活动的物质基础，而免疫功能是人体生理功能的一部分，因此蛋白质也是维持人体免疫功能的重要物质基础。蛋白质是构成免疫细胞、淋巴细胞，以及各种细胞因子及免疫球蛋白等免疫活性物质的主要成分，广泛参与调节机体生理功能。严重缺乏蛋白质的人，往往会使免疫细胞中的淋巴细胞数量大减，造成免疫力严重下降。蛋白质缺乏还会导致贫血、小儿生长发育迟缓、食欲下降、毛发脱落、肌肉衰减症等状况发生。

孩子正处于生长发育的关键时期，蛋白质的供给特别重要。但蛋白质的摄入并不是越多越好，摄入超量的蛋白质不仅会增加肝肾负担，还会减少钙的吸收，导致骨量较少或骨质疏松，甚至与肿瘤的发病密切相关。从安全性及消化吸收等因素考虑，建议家长根据孩子的年龄和体重为孩子补充适量的蛋白质。

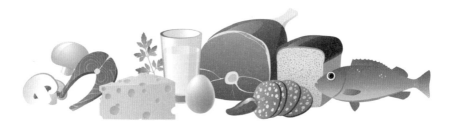

婴幼儿每天所需蛋白质的量

年龄	每天每千克体重所需蛋白质的量
1 岁以内	3.5 克
1 ~ 4 岁	2.5 ~ 3 克
5 ~ 7 岁	2.2 ~ 2.5 克
8 ~ 12 岁	1.8 ~ 2.2 克

　　蛋白质的补充既要注重"量"，又要注重"质"。根据必需氨基酸的组成及含量，蛋白质可分为完全蛋白质、半完全蛋白质、不完全蛋白质。其中，完全蛋白质所含必需氨基酸种类齐全、数量充足、比例适当，既能维持人体健康，也能促进生长发育，因此也称作优质蛋白质。大多数动物蛋白质和植物蛋白质为优质蛋白质，但动物蛋白质的消化吸收率比植物蛋白质高。半完全蛋白质所含必需氨基酸虽然种类齐全，但其中某些氨基酸的数量不足，虽然可以维持人体健康，但不能促进生长发育，大多数植物蛋白质都是半完全蛋白质。而不完全蛋白质缺少某些必需氨基酸，既不能维持人体健康，也不能促进生长发育。因此，除保证膳食中有足够的蛋白质数量以外，还应尽量使膳食蛋白质的必需氨基酸含量和比例适合儿童的需要，也就是说还要注意孩子饮食中蛋白质的质量。《中国居民膳食指南》建议青少年每日摄入的蛋白质应有一半以上为优质蛋白质，这些优质蛋白质可从鲜奶、鸡蛋、肉、鱼、大豆制品等食物中摄取，其余所需蛋白质可由谷类食物提供，如从粮食中获得。

维生素 A：免疫力第一道防线的"守护神"

　　维生素A是一类含有维生素生物活性的化合物的总称，具有维持正常视觉、促进上皮组织增殖分化和促进儿童生长发育等功能。维生素A参与人体免疫系统成熟的全过程，能够改善细胞膜的稳定性，增强巨噬细胞和自然杀伤细胞的活力，促进淋巴细胞的生长或分化，维持黏膜屏障的完整性，可以说它是免疫力第一道防线的"守护神"。当缺乏维生素A时，可引起眼干燥症、夜盲症、皮肤干燥角化等症状，还可能导致儿童生长发育迟缓、骨骼和牙齿生长缓慢、免疫力低下等症状。

维生素A主要存在于动物的肝脏、脂肪、乳汁及鱼类、蛋黄内。有色蔬菜和水果，如胡萝卜、菠菜、杏、柿子等食物含胡萝卜素较多。植物中的β–胡萝卜素在体内可以转化为维生素A，深色的蔬菜和红黄色的水果富含β–胡萝卜素，如西蓝花、胡萝卜、南瓜、菠菜等，叶类蔬菜中所含的β–胡萝卜素一般高于根茎类和瓜类蔬菜。

维生素A供给量为每日500～700微克，可多食用动物肝肾、鱼肝油、奶类与蛋黄类食物。需要注意的是，过多服用维生素A制剂可造成体内蓄积，甚至导致中毒。

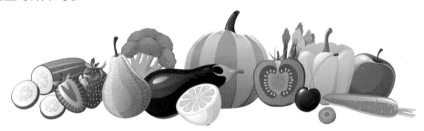

维生素C：增强人体的抗感染能力

维生素C对人体具有多种生理与药理作用，除维持牙齿、骨骼、血管、肌肉等人体组织正常功能外，还具有明显的增强免疫力的作用。维生素C是人体免疫系统所必需的维生素，它能提高具有吞噬功能的白细胞的活性，促进其吞噬杀菌功能，具有抗病毒的作用，能够明显降低感染性疾病发病率。当人体缺乏维生素C时，淋巴细胞内的维生素C含量减少，淋巴细胞的免疫功能就会下降，白细胞杀菌的功能也随之减弱。此外，维生素C还能促进机体的抗氧化机制，维护皮肤黏膜的完整性，以增强皮肤防御屏障的作用。

维生素C含量最丰富的食物就是新鲜果蔬，如蔬菜中的西蓝花、大白菜、西红柿等，水果中的山楂、柑橘、橙子、猕猴桃、木瓜、草莓等。不过需要提醒各位家长的是，维生素C很娇气，长时间加热容易被破坏，在烹调时最好选择水焯或快炒，这样才能有效保留其营养成分。而且维生素 C 的补充也不能超量，否则会影响维生素B_{12}的吸收和利用，还会影响胡萝卜素的吸收和利用，因此建议进餐时不要大量摄入维生素C。6岁左右的孩子对维生素C的每日需求量为40～45毫克。

维生素 D：在多种免疫细胞中发挥重要作用

大多数家长对维生素D的认知就是其能够维持人体内钙的代谢平衡及促进骨骼生长，是一种保持骨骼健康的重要营养素。事实上，维生素D的作用远不止于此，研究表明，除上述作用外，维生素D在调节免疫方面的作用也不容小觑。

维生素D能够提高人体内抗炎细胞因子的水平，调节免疫球蛋白，从而起到增强人体抵抗力的作用。同时，维生素D对淋巴细胞也有直接影响。除此之外，我们的身体中有许多器官都存在着维生素D的受体，正因如此，维生素D才能够作用于人体的免疫细胞，从而进行免疫调节。若人体受到病毒感染、病菌入侵，而体内维生素D又不足时，免疫功能就不能起到较强的抵御作用，身体就容易受到这些病毒、病菌的侵害，尤其是对于免疫功能低下的孩子来说，他们更加容易受到疾病的侵袭。

适当补充维生素D能够提高人体内许多具有抗炎作用的细胞因子水平，从而达到增强人体抵抗力的目的。

儿童维生素D的需求量可由食物提供，如鱼肝油、深海鱼类、动物肝脏、蛋黄等食物，这些食物中富含维生素D。此外，晒太阳有助于体内维生素D的合成，建议家长多让孩子晒太阳。

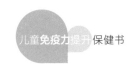

维生素 E：免疫调节剂

维生素E是人体内的抗氧化剂，是维持人体生长发育和正常生理代谢必不可少的营养素，同时又是一种有效的免疫调节剂。维生素E在一定程度上能促进免疫器官的发育和免疫细胞的分化，清除对免疫细胞产生损害的自由基，维持免疫细胞的正常功能，从而增强机体的免疫力。维生素E还能够增强细胞的活力，提升吞噬细胞的吞噬和杀菌能力，对提高机体免疫力有一定帮助。

给孩子补充维生素E，通过日常饮食来摄取即可。各种食用油、坚果类中含有丰富的维生素E，如亚麻籽油、大豆油、花生油、葵花子油、葵花子、核桃、松子、开心果等；或者吃一些富含维生素E的蔬菜，如莴苣、菠菜、卷心菜等。此外，蛋类、瘦肉、花生米、大豆、动物肝脏、黄绿色蔬菜等食物中也含有丰富的维生素E。

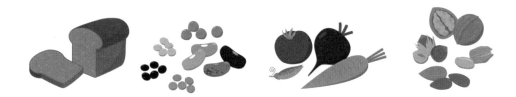

维生素 B$_6$：促进淋巴细胞增殖

维生素B$_6$能有效地预防心血管疾病，还可以参与到人体的代谢中，有效维持身体的代谢平衡。维生素B$_6$还可以促进淋巴细胞的分化及成熟，让身体产生足够的抗体，这样就能够维持正常的免疫功能，降低各种疾病的发生率。

维生素B$_6$可以通过食物来补充，且来源广泛，肉类、全谷物、蔬菜和坚果类食物中均含有维生素B$_6$，如猪肉、鸡肉、鱼、土豆、红薯、酵母粉等。

锌：调节免疫力的好帮手

锌是人体内百余种酶的组成成分，尤其对免疫系统的发育和正常免疫功能的维持有着不可忽视的作用，是调节免疫力的好帮手。锌与多种酶、氨基酸及蛋白质的合成密切相关，能够促进细胞的正常分裂、生长和再生，增加免疫细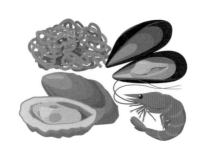胞的数量和活力，从而增强机体的抗病毒能力。锌对生长发育旺盛的儿童有重要的营养价值，锌缺乏可引起食欲减退、味觉异常、生长迟缓、认知行为异常等问题，影响智力发育，导致性功能发育不良、成熟延迟，以及皮肤粗糙及色素增多等皮肤问题，使免疫功能降低，从而发生感染。

锌不能像热量一样储存在脂肪组织内，需要不断地从外界摄取。锌元素主要通过膳食来获得，为了预防锌缺乏，要坚持均衡膳食，避免偏食，动物性食物和植物性食物要合理搭配，并进食一些锌含量较丰富的食物，如牡蛎、扇贝、动物内脏、牛肉、猪瘦肉、羊肉、鸡肉、鸭肉、鱼类、坚果类、豆类等。

另外，一些易患缺锌症的高危人群应额外补充锌，如早产儿或低体重儿、慢性腹泻和患有吸收不良综合征的人群。如果孩子通过医院检测证明体内确实缺锌元素，也需要在医生的指导下使用锌制剂。

硒：维持或提高血液中的免疫球蛋白水平

硒在人体内具有抗氧化、提高人体免疫力、解毒、维持甲状腺发挥正常功能等作用。硒是人体必需的微量元素之一，是一种强抗氧化剂，其作用与维生素E相似，可帮助维生素E与自由基作战。硒在免疫功能上的作用非常强大，它能使血液中的免疫球蛋白水平升高或维持正常，增强人体对疫苗或其他抗原产生抗体的能力；增强机体细胞免疫功能，影响机体的非特异性免疫力。硒又是人体内谷胱甘肽过氧化物酶的重要组成部分，对细胞膜的结构有保护作用，对机体的免疫力也有促进作用。

一般来说，4～7岁的孩子，硒的推荐摄入量为每日30微克。含硒较多的食物有海产品、动物肾脏、肉类、大米、谷物等，而水果、蔬菜等含硒量较少。

铁：免疫功能的重要辅助因子

相信大家对铁元素非常熟悉，铁在人体中具有造血功能，它参与血红蛋白、细胞色素及各种酶的合成，能促进人体生长，还能在血液中起到运输氧气和营养物质的作用，人体如果缺铁，会导致缺铁性贫血。除此之外，铁对免疫力的影响也是巨大的。在细胞免疫方面，缺铁可致外周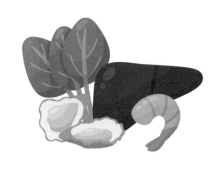淋巴细胞分裂减少，影响吞噬功能，还会降低嗜中性粒细胞对细菌的杀伤能力。铁虽然在人体内的含量较少，但肩负的任务却十分重要，是维持人体生命活动的重要物质之一。铁缺乏引起的缺铁性贫血是儿童最常见的疾病，因此家长应适量给孩子补充铁，以免发生缺铁性贫血。

孩子正处于生长发育阶段，对铁元素的需求比较大，4～7岁的孩子，铁的推荐摄入量为每日10毫克。动物肝脏、动物血、瘦肉、海产品、蛋黄等是铁元素的良好来源。维生素C可促进铁的吸收，因此在吃含铁丰富的食物时，建议多吃些富含维生素C的食物，如此有助于铁的吸收。

在此需要提醒各位家长的是，铁元素对孩子的生长发育至关重要，但补充铁也要适可而止。血液里含有太多的铁质会改变血液的化学性质，转而对病菌有利，迎合有害的微生物，使机体失去抵抗能力，让病菌长驱直入，所以给孩子补铁要加倍小心，不建议擅自给孩子服用铁剂。如果经过检查确有服用铁剂的必要，也一定要遵医嘱，不可过量服用或长期服用。

钙：有效激活免疫细胞

钙元素对孩子的生长发育至关重要，补钙几乎是每一位家长都会关注的问题。钙是塑造骨骼的主要材料，是人体含量较多的元素之一，其中 99% 的钙集中于骨骼和牙齿中。短暂的钙摄入不足或由其他原因引起的钙减少，由于急性血钙降低，神经兴奋性增高，可引发手足抽搐，甚至惊厥；长期钙缺乏及维生素D缺乏，可引发生长发育迟缓、软骨结构异常，骨钙化不良会导致骨骼畸形、牙齿发育不良等症状。所以，补钙也成了育儿路上永恒的话题。

其实，很多家长可能不知道，钙除了与骨骼和牙齿的发育关系密切，与人体免疫系统也密切相关。钙能激活淋巴液中的免疫细胞，增强其吞噬病菌的能力，同时能促进血液中的免疫球蛋白合成，增强人体免疫力，抑制有害细菌繁殖。人体缺乏钙元素会使免疫细胞活性下降，抗体分泌减少，导致孩子易发生反复感染。

孩子正处于生长发育阶段，骨骼的生长最为迅速，在这一过程中需要大量的钙质。一般来说，4~7岁的孩子每日钙的适宜摄入量为800毫克。日常膳食中，乳类含钙量高、易吸收，是儿童膳食钙的良好来源；也可食用小虾、小鱼及一些坚果类，以增加钙摄入量；豆类、海藻类及绿色叶菜类也是钙的良好来源。

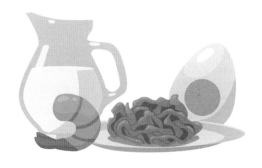

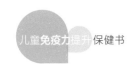

免疫力是**可以吃出来的**

虽然遗传因素在很大程度上决定了人体的免疫力，但是后天因素对免疫力的影响也不容小觑。在众多的后天因素中，饮食因素是对免疫力产生影响的非常重要的因素。合理的饮食结构能提高孩子的免疫力，使孩子不容易生病；不合理的饮食结构会直接影响孩子的免疫系统，使孩子的免疫力下降，从而遭到疾病的侵袭。

科学添加辅食，对提高孩子的免疫力有帮助

通常情况下，母乳只能满足6月龄以内宝宝的营养需求，随着孩子一天天长大，身体所需营养越来越多，消化功能也大大提升，6个月之后就要添加辅食了。

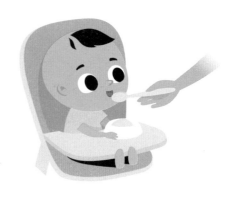

脾是后天之本，要想孩子体质好，首先要养好孩子的脾。孩子1岁之前有几个关键时期是最容易导致脾虚的：首先是先天不足，也就是孩子出生时就脾虚；其次是孩子出生后2~3个月，因乳食过量，造成孩子积食，伤脾；最高发的是在6个月左右添加辅食的时候，超过80%的孩子容易脾虚，主要是因错误添加辅食造成的。所以，为孩子科学添加辅食，对养好脾胃、提高免疫力十分重要。

一般来说，开始给孩子添加辅食大概在出生后6个月。不过，添加辅食并非仅看月龄，每个孩子的肠胃消化功能不同，要根据孩子的具体发育情况来判断。在孩子6个月左右，只要其发出了以下信号，如头部能够保持竖直、稳

定的姿势，食欲增强、体重明显增加，挺舌反射消失，对大人的食物很感兴趣等，家长就可以给孩子添加辅食了。

● 给孩子添加辅食的总原则

- 从少量到多量：给孩子添加辅食时，要从少量开始，并且慢慢增加辅食量，让孩子有一个逐渐适应的过程。例如，在添加蛋黄的时候，刚开始可以先加 1/4 个，3 ~ 5 天后逐渐增加到 1/2 个，之后逐渐增加到 1 个。

- 从一种到多种：给孩子添加辅食时，要先尝试一种新的食物，然后观察孩子进食后的反应，如果能够适应，就可以添加另外一种新的食物，每添加一种新食物至少要经历 7 天，这样做的目的是让孩子能够逐步适应，如果出现不适反应，可以明确知道是哪种食物造成的。

- 由稀到稠：最开始可给宝宝服用一些米汤、菜汤，然后逐渐过渡到稀粥，再过渡到软饭，最后过渡到正常的米饭，目的是使宝宝的消化系统能够逐步得到适应。

- 由细到粗：以蔬菜为例，从菜汁、菜泥，到碎菜、菜叶片，最后过渡到菜茎，按照这个顺序慢慢添加辅食，让孩子逐渐适应食物的形态，并帮助孩子慢慢练习咀嚼。

● 辅食食材的添加顺序

孩子的第一口辅食建议是米汤。米汤生津、润燥、润肠、健脾的功效是非常显著的，而且非常好消化，很适合孩子脆弱的脾胃。在添加辅食的过程

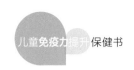
中，先让孩子食用简单的米汤，慢慢过渡到米粉，一个月之后如果孩子消化各方面良好，就可以慢慢添加蔬菜，之后再添加肉类。

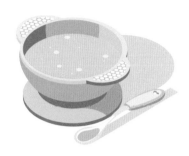

食材添加的具体顺序为：首先给孩子吃单一的米糊或稀粥。其次，从蔬菜开始添加，如胡萝卜粥、西红柿粥、青菜粥，煮粥后把蔬菜去掉，不吃渣，只喝粥。再次，慢慢增加一些蔬果泥，如紫薯泥、南瓜泥、番薯泥等。最后，再增加肉类，刚开始不要把肉打碎放到粥里，肉末对孩子来说也是很难消化的，正确的做法是将整块的肉和大米煮成粥，让孩子只喝粥不吃肉。孩子八九个月以后再慢慢增加一点点肉末。

在辅食食材选择上，还要考虑孩子"虚寒之体"的特点，少给孩子吃过于寒凉的食物，否则很容易伤害孩子脆弱的脾胃。

需要提醒各位家长的是，给孩子添加辅食，一定要每天观察孩子的排便情况。如果大便中明显有较多的食物残渣，或者出现其他不正常的情况，那么就要减少添加的量，甚至先停一停，过一段时间再尝试添加。辅食添加是一个循序渐进的过程，不能一蹴而就，欲速则不达，如果不给孩子一个适应的过程，孩子的消化系统可能会出现很多问题。

饮食均衡是孩子健康的基础

合理的饮食结构可以保证营养的均衡，为孩子的健康发育打下良好基础，可以说，合理的饮食结构是保证孩子身体健康和生长发育的物质基础。因此，给孩子安排营养膳食时，要遵循种类全面、品种丰富等原则，合理科学地给孩子搭配各种食物，来供其生长发育所需营养。孩子的日常饮食需要遵循以下五个平衡原则。

● 食物种类要平衡

在日常生活中，家长为孩子准备的膳食一定要做到"杂"和"广"。一般可食用的植物性食物有七大类，分别是谷类、豆类、薯类、真菌类、藻类、水果类、蔬菜类；可食用的动物性食物有六大类，分别是畜肉类、蛋类、奶类、禽肉类、鱼类和甲壳类。选择食物时做到不偏不废、广泛摄取，这样才能做到真正意义上的平衡膳食。

● 粗细粮要平衡

精米和白面这些细粮吃起来顺滑、口感好，孩子会更喜欢一些，但细粮在加工过程中流失了很多营养，如果长期只吃精细粮食，很容易造成营养缺乏，导致孩子营养不良。而杂粮中富含的淀粉、膳食纤维及B族维生素等，是其他食物无法替代的，为了营养均衡，要保证孩子每天摄入粗粮。这不仅对孩子的日常活动、生长发育和健康至关重要，也可以为孩子成年后的饮食习惯和身体健康打下良好的基础。此外，在食用粗粮时，往往要通过反复咀嚼才能咽下，在咀嚼的过程中，对牙齿的发育与口腔的健康有帮助。因此，对于正在长牙的孩子来说，吃粗粮对牙齿发育大有益处。

● 食物冷热要平衡

中医强调"食宜暖"，生冷食物进食过多会损伤脾、胃和肺气，微则为咳，甚则为泄。体虚胃寒的人应少吃生冷食物，特别是在夏日更应慎重。民间也强调"饥时勿急，空腹忌冷"。但是饮食也不可太热，否则易烫伤胃脘、咽喉。所以，膳食应当注意冷热平衡。孩子的脏腑娇嫩，发育不完全，吃过多的生冷食物很容易损伤脾胃。当然，也不能给孩子吃过烫的食物，以免烫伤孩子娇嫩的消化道黏膜。建议多给孩子吃温热的食物，这样对孩子的脾胃最为有益。适宜的温度应"不烫不凉"，饭菜做好后，要等到不烫时再给孩子吃；刚从冰箱里拿出来的水果、酸奶等，也应该在常温下放一会儿再给孩子吃。

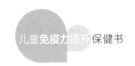

● 饥和饱要平衡

"要想小儿安,三分饥与寒"。孩子胃容量小,一次吃不了多少食物,但活动量大,一会儿就饿,于是很多家长担心孩子吃不饱,吃饭的时候想尽各种办法让孩子多吃点。其实一次吃得太多大多会加重肠胃的消化负担,容易造成孩子积食。建议孩子的膳食要少食多餐,这样既不会给孩子的肠胃带来负担,又补充了营养。家长还可以多准备些健康小零食,在两餐之间补充。总的来说,孩子的饮食要做到"先饥而食,先渴而饮,饥不可太饥,饱不可太饱",这就是饥和饱的平衡原则。

● 吃饭快慢要平衡

咀嚼是帮助消化的重要环节,吃饭时细嚼慢咽的孩子肠胃功能好,生病少,即便生病了,也会因为营养吸收得好、抵抗力强而快速康复。孩子的脾胃功能本就不够完善,且咀嚼能力较差,狼吞虎咽会使娇嫩的消化道难以适应,于是就容易出现问题。建议家长多点耐心,吃东西时经常提醒孩子"多嚼嚼",帮孩子养成细嚼慢咽的好习惯。

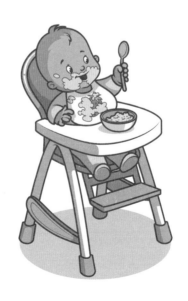

能增强免疫力的食物推荐

牛肉——补脾胃、强筋骨

营养成分：

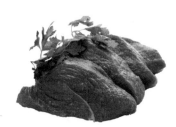

富含蛋白质、脂肪、维生素、磷、钙、锌、铁、多种氨基酸等。

营养价值：

牛肉具有补中益气、滋养脾胃、强健筋骨等功效。牛肉中的肌氨酸含量比其他食物都高，且含有丰富的锌和镁，有助于合成蛋白质，经常吃牛肉能够促进肌肉增长，提高免疫力。牛肉中还富含铁元素，铁是造血必需的矿物质，可预防缺铁性贫血。

猪肉——滋阴润燥、补血

营养成分：

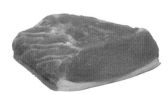

富含蛋白质、脂肪、维生素B$_1$、维生素B$_2$、磷、钙、铁等。

营养价值：

猪肉性平味甘，具有滋阴润燥、补虚养血等功效，对消渴羸瘦、热病伤津、便秘、燥咳等病症有食疗作用。猪肉能为身体提供血红素，帮助人体更好地吸收铁，能有效预防和辅助改善缺铁性贫血。猪肉富含优质蛋白质和人体必需的脂肪酸，还含有一定量的钙，有利于骨骼发育，促进儿童生长发育。

鸡肉——温中补脾、益气养血

营养成分：

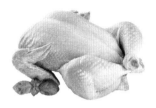

含有丰富的蛋白质、多种氨基酸、多种维生素、烟酸、多种微量元素、少量脂肪等。

营养价值：

鸡肉具有温中益气、健脾胃、强筋骨等功效。鸡肉中含有丰富的优质蛋白质及微量元素，能促进血细胞生成、调节免疫力，有增强体质、改善肝肾系统功能的作用。鸡肉性微温，脾胃虚寒的孩子适当食用能够温中养胃，增强脾胃调和功能。

猪肝——补肝明目、养血健脾

营养成分：

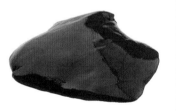

富含蛋白质、脂肪、维生素A、维生素B_1、维生素B_2、维生素B_{12}、维生素C、烟酸及微量元素等。

营养价值：

猪肝富含维生素A，属于脂溶性维生素，可以维持正常的视觉功能，保护皮肤和黏膜，促进免疫球蛋白的合成和维持骨骼的正常发育。猪肝中含有一般肉类食品中缺乏的维生素C和微量元素硒，能增强人体免疫力、抗氧化、防衰老，并能抑制肿瘤细胞的产生。猪肝中含有丰富的铁元素，可促进外周血液中血红蛋白的生成，可用于防治和辅助治疗缺铁性贫血。

鲈鱼——健脾养胃、补脑健脑

营养成分：

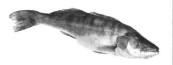

富含蛋白质、维生素A、B族维生素、钙、镁、锌、硒等。

营养价值：

鲈鱼有健脾益肾、补气血、安神、化痰止咳的作用。鲈鱼肉的DHA含量远高于其他淡水鱼，常吃可补脑健脑。鲈鱼肉含有丰富的优质蛋白质，还含有多种维生素及矿物质，适当吃鲈鱼可在一定程度上补充儿童生长所需的营养物质，增强免疫力，促进其生长发育。

鳕鱼——活血化瘀

营养成分：

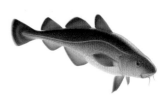

含丰富的蛋白质、脂肪、维生素A、维生素D、钙、镁、硒等。

营养价值：

鳕鱼肉中含有丰富的镁元素，是人体维持正常生命活动和新陈代谢必不可少的元素。孩子常吃鳕鱼，有助于促进大脑和神经系统发育，保护并改善视力，提高学习能力。鳕鱼中还富含DHA、EPA，有增强记忆力、提高免疫力等诸多益处。

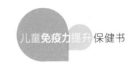

虾——补充营养、提高免疫力

营养成分：

富含蛋白质、脂肪、碳水化合物、谷氨酸、糖类、维生素B_1、维生素B_2、烟酸及钙、磷、铁、硒等矿物质。

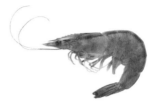

营养价值：

虾含有丰富的氨基酸，经常吃虾对儿童脑部细胞的发育和滋养都有很好的效果。虾的蛋白质含量非常高，还含有钙、铁、磷等营养元素，且肉质松软易消化，有利于补充机体所需要的营养成分，促进身体正常发育，增强身体的抵抗力和免疫力，有效抵御病毒的入侵。

海带——消肿散结、润肺化痰

营养成分：

富含蛋白质、碘、钾、钙、钠、镁、铁、铜、硒、维生素A、岩藻多糖等。

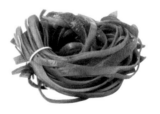

营养价值：

海带能够有效预防甲状腺肿大，提高机体的体液免疫，促进机体的细胞免疫，提高抵抗力和免疫力，强身健体。海带中含有丰富的蛋白质、岩藻多糖、膳食纤维、钙、铁、碘、维生素A等，儿童常吃海带，有助于促进智力发育，也有利于骨骼和牙齿的生长和坚固，还能促进肠胃蠕动、预防便秘等。

紫菜——软坚散结、清热利水

营养成分：

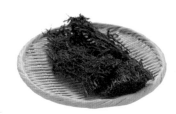

富含蛋白质、多种维生素、碘、钙、铁、磷、锌、钾、硒等。

营养价值：

紫菜有清热利水、补肾养心的作用，营养丰富，所含的多糖具有明显增强细胞免疫和体液免疫的功能，可促进淋巴细胞转化，提高机体的免疫力，对改善儿童体质、预防传染病有很大益处。紫菜中含有丰富的胆碱成分及钙、铁、锌等矿物质，能增强儿童的记忆力，还可促进骨骼、牙齿的生长。

鸡蛋——保护肝脏、健脑益智

营养成分：

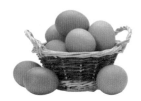

含有丰富的蛋白质、脂肪、维生素、DHA、卵磷脂、卵黄素以及铁、钙、钾等人体所需的营养物质。

营养价值：

鸡蛋富含蛋白质，且其氨基酸种类和比例几乎完全符合人体对必需氨基酸的需求量，吸收率很高，可以帮助人体合成免疫球蛋白，有助于提高孩子的抵抗力和免疫力，减少患感染性疾病的概率。鸡蛋中所含的卵磷脂、卵黄素、维生素、铁、钙、钾等营养物质对孩子的身体成长及智力、器官、内脏的发育有重要作用，能健脑益智，改善记忆力，促进肝细胞的再生。

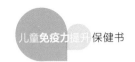

牛奶——补钙益智、镇静安神

营养成分：

富含蛋白质、脂肪、维生素、卵磷脂、烟酸、钙、磷、铁、镁、钾、锌、铜等。

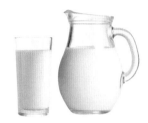

营养价值：

牛奶含有丰富的蛋白质，可以促进细胞的恢复和发育，还可以调节身体免疫功能。牛奶中含有较多钙元素，且钙磷比例搭配适宜，钙的吸收率相对较高。钙可以维持正常骨密度，是骨骼的重要组成成分，适量喝牛奶有利于骨骼的生长发育。牛奶中还含有丰富的卵磷脂成分，卵磷脂被机体消化、吸收后，可促进合成神经递质，改善大脑组织和神经系统，在一定程度上可帮助改善孩子睡眠质量。

豆腐——养胃益脾、清热润燥

营养成分：

富含蛋白质、脂肪、维生素、卵磷脂、烟酸、铁、镁、钾、钙、锌、磷、叶酸等。

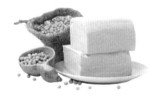

营养价值：

豆腐富含优质植物蛋白，蛋白质里所含的必需氨基酸种类齐全、数量充足，而且比例较适当，易于消化吸收。豆腐中还含有人体所需要的多种维生素、微量元素，而且其所含的不饱和脂肪酸不含胆固醇，消化吸收率很高。豆腐还富含钙质，对孩子的牙齿和骨骼的生长发育也非常有益。

山药——健脾益胃

营养成分：

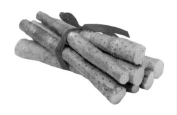

富含蛋白质、维生素、氨基酸及多种微量元素，同时还含有一定量的淀粉酶、皂苷、黏液质及胆碱等。

营养价值：

山药含有淀粉酶，能够调理脾胃，具有健脾和胃、辅助消化的作用，在治疗由脾虚或胃肠道功能虚弱引起的腹泻方面有着不错的效果。其所含的胆碱和卵磷脂，有助于提高记忆力，能够有效促进大脑皮层的发育，具有健脑益智的作用。山药还含有多种微量元素，对人体具有很好的滋补作用，有助于增强孩子的免疫力。

西蓝花——润肠通便、促进发育

营养成分：

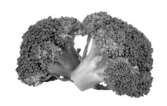

含有蛋白质、膳食纤维、脂肪、胡萝卜素、维生素C、花青素及钙、磷、铁、钾、锌、锰等多种营养成分。

营养价值：

西蓝花所含营养成分丰富。其中，蛋白质可以促进人体骨骼、大脑、内脏等组织发育；维生素可以调节物质代谢、维持正常生理功能；钙是骨骼生长的原动力，孩子生长发育离不开它；膳食纤维可以促进肠胃蠕动，改善消化。孩子经常吃点西蓝花，可以促进身体生长发育、保护视力、促进脑部发育、提高免疫力，有利于预防疾病。

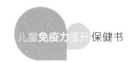
胡萝卜——润肠通便、健脾化滞

营养成分：

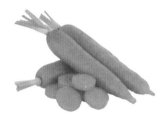

富含糖类、脂肪、膳食纤维、胡萝卜素、B族维生素、维生素C、花青素、钙、铁等。

营养价值：

胡萝卜中含有丰富的膳食纤维，具有润肠通便、健脾化滞的功效，能够增强脾胃功能，促进食物消化，改善消化不良、便秘等症状。胡萝卜中含有丰富的胡萝卜素，胡萝卜素进入体内后会转化为维生素A，维生素A不仅有利于提高机体免疫力，还可以缓解眼疲劳，预防夜盲症、眼干燥症等疾病。

香菇——增进食欲、保护肝脏

营养成分：

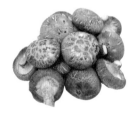

富含蛋白质、糖类、氨基酸、脂肪、膳食纤维和B族维生素、维生素C、维生素D、烟酸、钙、磷、铁等。

营养价值：

香菇中不仅含有维生素、蛋白质、膳食纤维等营养成分，还富含铁元素，适量食用不仅有助于预防缺铁性贫血，还能促进胃肠道蠕动，预防便秘。香菇中含有香菇多糖、麦芽甾醇等成分，不仅可以提高巨噬细胞的吞噬功能，还可促进T淋巴细胞的产生，并提高T淋巴细胞的杀伤活性，能够增强人体体液免疫功能，提高免疫力和抗肿瘤能力。

西红柿——健胃消食、清热解毒

营养成分：

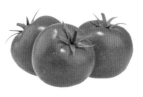

富含有机酸、番茄碱和维生素A、B族维生素、维生素C及钙、镁、钾、钠、磷、铁等矿物质。

营养价值：

西红柿富含维生素C，能够刺激体内免疫细胞的生成，抵抗力低下、容易生病的人适当吃西红柿，可补充维生素C，在提高机体免疫力方面有积极作用。西红柿含有丰富的有机酸，能够刺激味蕾敏感性的提高，也能够刺激胃肠道消化液的分泌，对于食欲不振、腹痛、腹胀的人来说，适当吃西红柿，有增进食欲、促进消化的作用。

黄瓜——清热利咽、解毒消肿

营养成分：

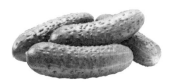

富含蛋白质、糖类、维生素B_2、维生素C、维生素E、胡萝卜素、烟酸、钙、磷、铁等。

营养价值：

黄瓜含有丰富的维生素C和胡萝卜素，这些物质可以增强吞噬细胞的能力，不仅可以提高身体免疫力，还能防止外来病原体的入侵，从而达到抗肿瘤、预防疾病的目的。黄瓜含有丰富的B族维生素，有利于改善大脑和神经系统功能，能安神定志，可辅助治疗失眠症。

红薯——润肠通便

营养成分：

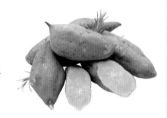

　　含有膳食纤维、胡萝卜素、维生素A、B族维生素、维生素C、维生素E，以及钾、铁、铜、硒、钙等多种矿物质。

营养价值：

　　红薯中含有丰富的胡萝卜素，可促使上皮细胞正常成熟，抑制上皮细胞异常分化，消除有致癌作用的氧化自由基，阻止致癌物与细胞核中的蛋白质结合，增强人体免疫力。红薯中所含的膳食纤维能刺激消化液分泌，加快肠胃蠕动，有助于排便，可溶性膳食纤维还有助于促进孩子肠道益生菌的繁殖。

土豆——补脾益胃、通利大便

营养成分：

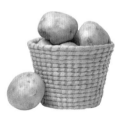

　　富含糖类，特别是淀粉含量高，还含有蛋白质、脂肪、维生素B_1、维生素B_2、维生素C和钙、磷、铁等营养元素，并含有丰富的钾盐。

营养价值：

　　土豆含有丰富的维生素及大量的优质膳食纤维，还含有多种矿物质、氨基酸、脂肪和优质淀粉等，能润肠通便，帮助机体及时排泄代谢毒素，防止便秘，预防肠道疾病的发生。土豆中含有丰富的蛋白质，其中更有人体所需的八种氨基酸，对增强人体抵抗力、提高免疫力有很好的作用。

玉米——开胃健脾、除湿利尿

营养成分：

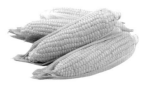

富含蛋白质、脂肪、糖类、膳食纤维、谷氨酸、胡萝卜素、B族维生素、维生素E及钙、铁、铜、锌等多种营养物质。

营养价值：

玉米中富含维生素，同时还含有钙、镁等微量元素，可促进孩子生长发育。玉米中含有谷氨酸，对促进孩子的中枢神经系统发育、促进智力发育非常有好处。玉米中还含有丰富的膳食纤维，可促进胃肠道蠕动，对于一些便秘的孩子来说，经常进食玉米能缓解便秘。

小米——补脾胃、养心安神

营养成分：

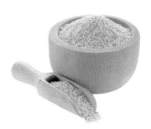

富含蛋白质、糖类、淀粉、无机盐、脂肪、胡萝卜素、维生素A、B族维生素、钙、铁、锌、碘等。

营养价值：

小米可以补中益气、健脾开胃、润肠通便、增加食欲，还能促进肠道蠕动，降低宿便带来的腹胀现象。小米中的铁、蛋白质含量也比较丰富，能够预防和辅助改善缺铁性贫血。小米中含有丰富的抗氧化物质，如谷氨酸和天门冬氨酸，具有较强的抗氧化作用，可以增强身体免疫力，提高抵抗疾病的能力。

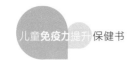
苹果——健脾益胃、生津润燥

营养成分：

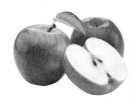

富含糖类、蛋白质、脂肪、磷、铁、钾、苹果酸、奎宁酸、柠檬酸、酒石酸、鞣酸、果胶、膳食纤维、B族维生素、维生素C及微量元素等。

营养价值：

苹果的营养价值比较高，含有糖类、蛋白质、维生素、胡萝卜素等多种营养成分，能为孩子提供多种营养，有利于其生长发育。苹果所含的膳食纤维较多，有助于促进肠道蠕动，保持肠道健康，可以预防和改善便秘。苹果中含有一定量的铁、镁等矿物质，平时适量吃苹果可以补充铁质，进而预防缺铁性贫血。

猕猴桃——促进消化、预防便秘

营养成分：

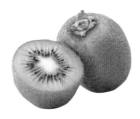

含有膳食纤维、脂肪、多种维生素、胡萝卜素、叶酸、蛋白质、钙、钾、铁、镁、果胶等。

营养价值：

猕猴桃富含有机酸成分，可以刺激消化液的分泌，能有效促进食物消化，还有助于提高食欲。猕猴桃富含维生素及多酚类物质，食用后可以起到抗氧化的作用，并且有助于提高人体免疫力。猕猴桃还富含膳食纤维，具有润肠通便的功效，并可以促进新陈代谢。

提高孩子免疫力，家长需要遵循的**喂养原则**

免疫力是孩子健康的防御机制，当这道防线被攻破，孩子就可能生病。因此，提高免疫力对于处在生长发育阶段的孩子来说尤为重要。饮食均衡是孩子健康的基础，也是提高孩子免疫力的重要方法。但除了饮食均衡，日常的喂养原则家长也不能忽视。

孩子的挑食、偏食行为要管制

偏食、挑食的现象在幼儿中出现比较普遍，有的孩子见到喜欢吃的食物一次能吃很多，而不喜欢吃的食物一口也不尝。例如，有的孩子爱吃肉类而不爱吃蔬菜，有的孩子只吃蔬菜不吃肉；有的孩子只吃鸡蛋，有的孩子却怎么也不吃鸡蛋；有的孩子爱吃甜食，有的孩子则只吃咸菜，用咸菜搭配白米饭，等等。

挑食、偏食对处于生长发育期的孩子的身体健康、心理发育都危害极大。任何一种食物都不可能含有身体所需的全部营养素，如果只吃一种食物而不吃另一种，势必就会造成另一种食物中的营养素的缺乏。对于只爱吃肉、不爱吃蔬菜的孩子来说，摄入的维生素和膳食纤维太少，容易造成维生素缺乏，膳食纤维摄入太少则肠道蠕动减慢，影响消化吸收功能，导致消化不良、便秘等；而只吃蔬菜、不爱吃肉的孩子，容易缺乏生长发育所必需的蛋白质和脂肪，往往体格发育欠佳，体质偏弱，身材矮小，消瘦等。总之，偏食、挑食的孩子，营养素的摄入肯定缺乏，易致孩子发育不良，抵抗力差，这样的孩子

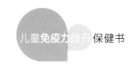

更容易生病，因此对于孩子的挑食、偏食习惯，家长必须及时纠正。

导致孩子偏食、挑食的原因多种多样，绝大部分都和家庭环境有关。孩子对食物一般没有太多的选择，家长给什么就吃什么，所以偏食大多是由后天因素造成的。孩子的饮食习惯受家庭饮食习惯的影响较大，因为家长们一般很少会买自己不喜欢吃的食物，这样孩子品尝这种食物的机会就会减少，对这种食物的喜欢程度就会降低，慢慢地就可能形成偏食行为。有的家长对孩子过于溺爱，担心孩子营养跟不上，天天给孩子吃大鱼大肉，很少吃青菜，时间长了也会使孩子形成偏食的习惯。还有的家长用孩子爱吃的食物诱导孩子多吃，这也是容易导致孩子偏食的原因。因此，在养育孩子的过程中，爸爸妈妈应以身作则，让孩子从小接触各种食物，这样可以预防孩子偏食、挑食。

如果孩子已经存在挑食、偏食的坏习惯，家长也不要操之过急，一定要循循善诱，让孩子慢慢改正。

- 纠正孩子的偏食习惯，家长要跟孩子讲清道理，说明偏食、挑食的害处，以及各种食物（要重点强调他不喜欢吃的食物）对健康的益处，而且家长应以身作则，与孩子一起吃，为孩子树立好榜样。
- 纠正孩子的偏食习惯，还应在食物烹制上注意改进，多采用煮、蒸、熬、炖、汆等方法，使食物软烂易咀嚼，让孩子易接受。如果不愿吃肉菜中的特殊味道，可加糖或其他调味。如果不吃鸡蛋，可把鸡蛋打碎掺在面中，也可以摊鸡蛋饼、蒸鸡蛋羹等。
- 餐桌上食物的品种要经常更换，尽可能做到色、香、味俱全，适合儿童口味。想办法把孩子不爱吃的东西做成各种不同样式的食品，以引起孩子的兴趣，增强其食欲，让他们把吃饭当成一项乐事。

不能每顿饭都让孩子吃得饱饱的

小孩子正处于生长发育阶段，体内代谢较快，
需要多种营养物质满足其生长发育需求，对食物的
需求量也会逐渐增加。有些家长总是担心孩子吃不
饱，因此总喜欢让孩子多吃。殊不知，吃得太多的
孩子，反而身体抗病能力更弱，更爱生病。

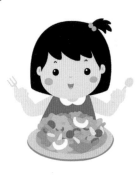

**吃得太饱
孩子易生病**

中医认为，小儿"脾常不足"，意思是说，孩子对
食物的消化吸收能力弱，因此不能给孩子过多、过腻和
不易消化的食物，否则就会影响其脾胃的消化功能，从
而引发消化不良、积食、腹胀、腹痛、发热等症状，还
会影响其体质的发育和健康，造成免疫力降低，进而出
现反复感冒等症状。从西医的角度来看，孩子吃得太饱
可能会导致大量的血液进入消化系统，长此以往可能会
抑制机体其他器官的血液循环，出现免疫力下降，病原
体感染的情况，导致疾病的出现。

**吃得太饱
孩子易肥胖**

长期让小孩吃太饱，会导致进食的食物热量过多，
超过机体新陈代谢的能力，从而导致大量的食物转化成
糖和脂肪在体内储存，长此以往，一方面可能会导致孩
子体重增长过快，引起肥胖症，另一方面可能会导致其
血糖升高，引起糖尿病。当孩子吃得太饱造成过度肥胖
时，还会影响性发育，容易出现性早熟，也可能会抑制
生长激素的分泌，从而影响身高发育。

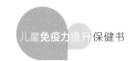

**吃得太饱
孩子易疲劳**

当孩子吃得太饱时，血液会集中在胃肠道，大脑可能处于缺血状态，容易出现疲劳、困乏、精神萎靡、注意力无法集中等症状，若大脑长期缺血，可能会影响智力的正常发育。

家长要帮孩子从小养成适量饮食的习惯，不能暴饮暴食，可以尝试少食多餐的模式。如果孩子的胃口比较大，家长也不要突然减少饭量，建议用饱腹感较强、热量较低的食物替换高热量的食物。对于肥胖的孩子，还需要引导其积极进行体育锻炼，控制体重，这样才能让身体更健康。

饭菜口味不能太重

大多数家长有一个习惯，如果孩子不爱吃饭，就会把饭菜做得有滋有味，放很多调料，刺激孩子的味蕾，让孩子多吃几口。虽然孩子吃饭的目的达到了，但无形之中却伤害了孩子的身体，也让孩子的味蕾反应更迟钝，只对口味较重的食物感兴趣。为什么不能让孩子吃口味较重的食物呢？

● 重口味食物对孩子的危害

易生病

现代医学研究发现，过多摄入高盐食物可导致口腔唾液分泌减少，有利于各种细菌和病毒在上呼吸道寄生，同时由于食盐中的钠具有较高的渗透性，会影响口腔和咽部上皮细胞的防御能力。当免疫力降低时，各种感冒病毒等病原微生物就会乘虚而入，从而侵袭孩子的身体。

导致消化不良

重油、重盐、重糖的食物虽然不利于人体健康，但其口味却是极好的，它们更能刺激人的味蕾，从而让人一不小心就吃多了。但这些东西消化起来很困难，对于孩子来说，毫无节制地吃这些重口味食物，会导致消化有阻碍，脾胃难以承受，从而导致积食。

增加肥胖风险

高油、高盐的食物是下饭神器，孩子在吃的时候不知不觉就会过量摄入，而这些食物所含热量比清淡食物要高得多，长此以往，孩子自然就容易肥胖。肥胖对孩子成年后的饮食习惯养成不利，也给孩子增加了患高血压、糖尿病等慢性疾病的风险。

加重肾脏负担

食盐的主要成分是氯化钠，而95%的钠由人体的肾脏排出体外，当摄入的食盐过多时，由于孩子的肾脏发育还不完全，不能充分排出体内过多的盐，会对肾脏造成伤害。

易导致成年后患高血压

科学研究发现，幼儿时期的饮食习惯会影响孩子的一生。如果孩子养成重口味、爱吃咸的饮食习惯，此后就较难调整，很可能会伴随其一生，进而埋下健康隐患。高盐饮食习惯易造成成年后患高血压，损害血管、心脏和大脑等，易患心脑血管疾病。

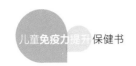

● 避免孩子重口味的小建议

吃"独"食

对于3岁以下的孩子，在控盐的问题上，提倡吃"独"食，也就是单独烹调给孩子的食物。1岁内不加盐，1岁以上可用少量盐、酱油调味。如果让孩子和家人一起进食，当菜熟后，先少量放盐，把孩子的饭菜盛出来，然后根据成人的口味再加点盐，作为成人的饭菜。

炒菜放盐时间要选对

在这里告诉家长一个少盐的小妙招，盐最好在菜肴起锅时放入，这样会使盐附着在菜肴表面，只需放一点盐，但吃起来却会很有味道。

家人要养成"低盐淡食"的习惯

平时大人的菜肴也要做到少油少盐，即使孩子和大人一起进食，享受到的依然是健康的淡淡的食物。由于天然的肉、蛋、奶、蔬果、粮食及饮用水中都含有食用盐的成分，所以家长完全不必担心孩子盐分摄入量会过少。

选购零食时要注意含盐量

为孩子选购零食时，一定要注意看成分表中的含盐量，因为有些零食，如饼干、干果、馍片等，在制作时需要添加大量的盐，虽然吃起来不太咸，但含盐量却很高，经常食用会影响孩子的健康。

少吃含盐量高的食品

对于一些公认的含盐量高的食品，建议孩子少吃或不吃，如咸菜、方便面、腌肉、熏肉等，以减少盐的摄入量。

少带孩子 在外用餐	建议少带孩子在外面用餐，因为餐馆的菜口味都比较重。偶尔在外用餐时，可以要求服务员少放盐，并把菜在开水中洗涮一下后再给孩子吃。

在孩子刚接触食物时，家长就要有意识地给孩子选择一些无添加、相对清淡的食物，尽量让孩子感受食物的原汁原味，抓住孩子口味养成的关键期，让孩子远离重口味。

吃甜食要适可而止

大多数孩子都喜欢吃甜食，但是吃过多甜食的危害是很大的。甜食究竟会给孩子带来哪些危害呢？

● 孩子常吃甜食的危害

免疫力低， 容易生病	孩子吃过多甜食对免疫力有很大影响。各项研究表明，吃太多甜食会引起白细胞功能和血管壁的变化，降低人体的抗病能力。平时经常吃甜食的孩子会比不喜欢吃甜食的孩子更容易生病，出现如过敏等不适症状。
导致肥胖和 营养不良	孩子一旦甜食摄入过多，超过新陈代谢所需的能量，便会导致剩余糖分在体内储存，转变成脂肪，长此以往会导致肥胖症，而且发生糖尿病的概率也会比同龄孩子明显增加。 吃甜食过多还会造成营养不良。因为甜食的含糖量比较高，吃多了会影响食欲，其他营养食物的摄入就会减少，长此以往有可能导致营养不良。

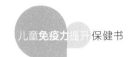

影响注意力

当心情不好的时候吃一些甜食会让人心情愉悦，但是若摄入糖分过多，一旦糖分进入血液，就会刺激孩子的中枢神经系统，导致孩子心情烦躁，注意力无法集中。睡觉前吃过多甜食还会导致睡眠障碍，并对生长发育产生不利影响，所以睡觉前2小时内最好不要吃甜食。

易导致龋齿

爱吃甜食的孩子，龋齿的发生率会变高，这是因为甜食中的大量糖分容易在口腔中滋生细菌，容易导致牙齿钙化并且产生龋齿，还有可能影响恒牙的生长。

这三种零食尽量不要给孩子吃

果冻

果冻是用增稠剂、香精、着色剂、甜味剂等配制而成的，这些物质对人体没有营养价值，却有一定毒性，多吃或常吃会影响儿童的生长发育和智力发育。

泡泡糖

泡泡糖中的增塑剂具有微毒，其代谢物苯酚也对人体有害。

爆米花

爆米花含铅量很高，铅进入人体后会损害神经、消化系统和造血功能，由于儿童对铅的解毒功能较弱，极易发生慢性铅中毒，造成食欲下降、腹泻及生长发育缓慢等现象。

儿童食用保健品要谨慎

随着人们保健意识的增强，很多人希望可以通过服用保健品来预防疾病、强身健体，市面上各种保健品层出不穷。为了让孩子提高免疫力，更加聪明，长得更高、更强壮，很多家长会选择给孩子补充营养元素，如维生素、钙、铁、锌等。

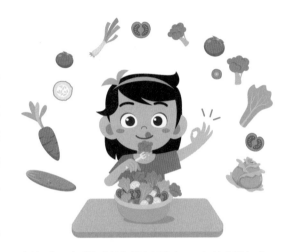

对于给孩子食用保健品，一般来说，如果孩子并不缺乏，就不建议吃。因为保健品虽具有一定的保健功能，但终究不是药品，不能从根本上治疗疾病，只能起到一定的辅助治疗和保健作用，而且保健品对于人体的作用也是因人而异的。如果不科学地乱吃保健品，不仅难以起到保健功效，还有可能会损害人体的健康。就拿维生素来说，如果长期随便补充多种维生素，可能会导致体内维生素过量，甚至导致中毒。和维生素一样，矿物质对儿童的生长发育也有着至关重要的作用，例如，缺钙会导致儿童发生软骨病或牙齿稀松、身体矮小、儿童佝偻病等；缺铁会导致儿童免疫功能下降、贫血等；缺锌会导致生长发育迟缓、智力下降、精神萎靡、厌食等。但是，钙、铁、锌这些矿物质也不是越多越好，长期补充也可能导致过量甚至中毒。

因此，正常发育的儿童只要不挑食、不偏食，平衡地摄入多种食物，那么就可以均衡地获得人体所需的各种营养物质，无须补充保健食品。当然，如果经过检查，孩子身体里确实缺少某种营养元素，可以在儿科医生的指导下给孩子补充身体所需的营养元素，但家长切忌随意为其增加或更改服用量。

强健身体、增强免疫力**食谱推荐**

—— 清蒸鲈鱼 ——

材料： 鲈鱼1条，姜片、姜丝、葱丝、红椒丝各少许，蒸鱼豉油10毫升，食用油适量。

制作：

（1）将处理干净的鲈鱼放入盘中，放上姜片，放入烧开的蒸锅中，大火蒸8分钟至熟。

（2）取出鲈鱼，夹出姜片，撒上姜丝、葱丝、红椒丝，淋上蒸鱼豉油。

（3）热锅注油，烧至七成热，浇在鲈鱼上即可。

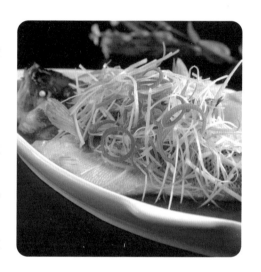

—— 香煎银鳕鱼 ——

材料： 银鳕鱼块2块，葱花少许，盐3克，生抽10毫升，生粉10克，橄榄油少许。

制作：

（1）银鳕鱼块洗净，加盐、生抽、生粉，抹匀腌渍10分钟。

（2）石板烧热，淋上少许橄榄油，放上银鳕鱼块，煎至两面焦黄色。

（3）撒上葱花即可。

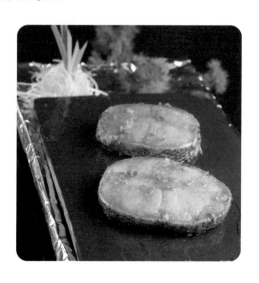

白灼虾

材料： 基围虾500克，姜块、葱段各10克，花椒少许，香醋3毫升，生抽2毫升，盐2克，白酒3毫升。

制作：

（1）姜块洗净后捣烂挤出汁，调入香醋、生抽，制成味汁。

（2）锅中加入适量水，加入盐、葱段、花椒烧开，加入白酒。

（3）将洗净的基围虾倒入锅中，轻轻搅动，煮至虾完全变色。

（4）捞出虾，沥干水，与味汁一起摆盘即可。

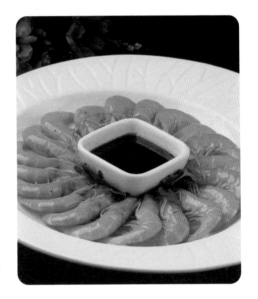

金蒜雪花牛肉粒

材料： 黄柿子椒50克，红柿子椒50克，牛肉150克，大蒜片适量，盐3克，鸡粉3克，生抽5毫升，水淀粉适量，食用油适量。

制作：

（1）牛肉切丁，黄柿子椒切块，红柿子椒切块。

（2）热锅注油，倒入大蒜片爆香，倒入牛肉丁炒至转色，再倒入黄、红柿子椒块翻炒匀。

（3）加入盐、鸡粉、生抽，炒匀入味。

（4）淋入适量水淀粉勾芡即可。

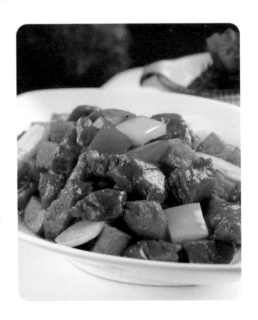

滋补排骨汤

材料： 排骨300克，去皮山药块200克，板栗肉30克，红枣20克，水发枸杞10克，姜片、大蒜各适量，盐3克，鸡粉3克，料酒5毫升，食用油适量。

制作：

（1）排骨洗净后余去血水和杂质，待用。

（2）砂锅中注入适量清水，放入姜片、大蒜、排骨、去皮山药块、红枣、板栗肉，淋上料酒，搅拌均匀，大火煮开后转小火炖1小时。倒入水发枸杞，续炖5分钟。

（3）加入盐、鸡粉，拌匀调味即可。

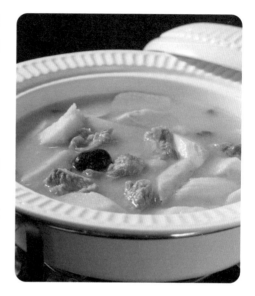

海带牛肉汤

材料： 牛肉丁150克，水发海带丝100克，姜片少许，鸡粉2克，胡椒粉1克，生抽4毫升，料酒6毫升。

制作：

（1）锅中注水烧开，倒入牛肉丁，淋入料酒，余去血水，捞出沥水，待用。

（2）高压锅中注水烧热，放入牛肉丁、姜片，淋入少许料酒，用中火煮约30分钟至食材熟透。

（3）倒入洗净的水发海带丝，转大火略煮一会儿，加入少许生抽、鸡粉，撒上适量胡椒粉，拌匀调味即可。

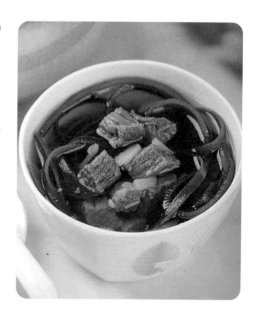

猪肝豆腐汤

材料： 猪肝100克，豆腐150克，葱花、姜片各少许，盐2克，生粉3克。

制作：

（1）豆腐切成块；猪肝切成片，装入碗中，放入生粉，抓匀。

（2）锅中注水烧开，倒入豆腐块，煮至断生。

（3）放入猪肝片，撒入姜片、葱花，煮沸，加少许盐拌匀调味。

（4）用小火煮约5分钟，至汤汁收浓，盛出汤料，撒上葱花即可。

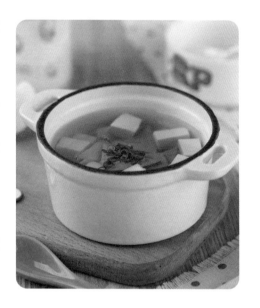

蒜香烤鸡腿

材料： 鸡腿500克，去皮大蒜50克，盐3克，生抽10毫升，鸡粉3克。

制作：

（1）鸡腿洗净，切上花刀，撒上盐、鸡粉，淋上生抽，倒入大蒜，拌匀，腌渍6小时。

（2）将鸡腿放入烤箱，烤箱温度调至180℃，烤30分钟即可。

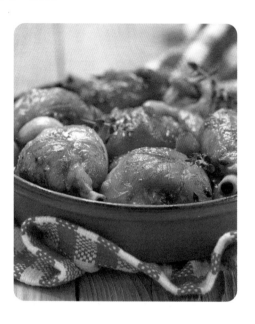

梅菜蛋蒸肉饼

材料： 水发梅菜50克，肉末50克，鸡蛋3个，葱花适量，盐3克。

制作：

（1）水发梅菜切碎。

（2）鸡蛋打入碗中，搅散，加入适量清水，加入盐，拌匀。

（3）往蛋液中倒入梅菜碎、肉末和葱花，拌匀。

（4）蒸锅注水烧开，放入蛋液，中火蒸10分钟即可。

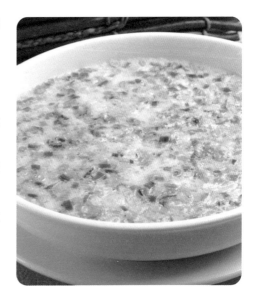

鲜汁鸡蛋卷

材料： 鸡蛋4个，盐3克，高汤适量，水淀粉少许，生抽少许。

制作：

（1）鸡蛋打入碗中，倒入适量高汤，加入少许盐、水淀粉、生抽，打散调匀。

（2）煎锅置于火上，刷上少许食用油，先倒入1/3的蛋液，让蛋液铺满锅底，等蛋液凝固，将蛋皮往后面折叠3次，然后推至平底锅边缘。

（3）再按照步骤（2）将剩下的蛋液分两次摊熟、折叠好。

（4）把煎好的鸡蛋压实，切成段即可。

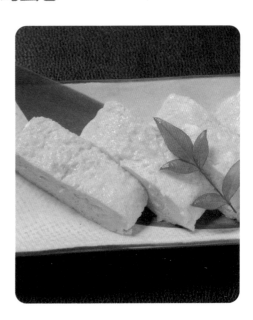

小米玉米糊

材料： 小米50克，玉米糁50克，粳米30克，白糖少许。

制作：

（1）将小米、玉米糁、粳米淘洗干净。

（2）砂锅中注入适量清水，放入小米、玉米糁、粳米，搅拌均匀，用大火煮开后转小火炖40分钟。炖煮的过程中注意搅拌，以免烧糊。

（3）将煮好的米糊盛入碗中，倒入少许白糖，拌匀即可。

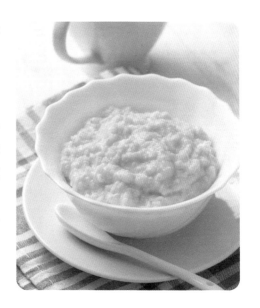

菠菜猪肝汤

材料： 猪肝200克，菠菜100克，姜丝少许，盐2克，鸡粉2克，食用油适量。

制作：

（1）洗好的菠菜切成段，处理好的猪肝切成片。

（2）砂锅中注入适量清水烧热，放入姜丝，淋入少许食用油，倒入猪肝片拌匀，放入菠菜段，搅拌片刻煮至沸，放入少许盐、鸡粉搅拌片刻，至汤汁味道均匀即可。

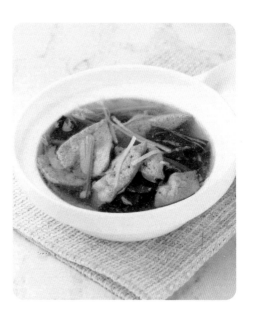

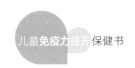

西蓝花虾皮鸡蛋饼

材料： 西蓝花100克，鸡蛋2个，虾皮10克，面粉50克，盐、食用油各适量。

制作：

（1）洗净的西蓝花切成小朵，焯水后沥干，待用。

（2）取一个碗，倒入面粉，加入盐拌匀，打入鸡蛋拌匀，再倒入虾皮和西蓝花拌匀。

（3）用油起锅，放入面糊铺平，煎至两面金黄色。

（4）取出煎好的鸡蛋饼，装盘，再切成三角形状即可。

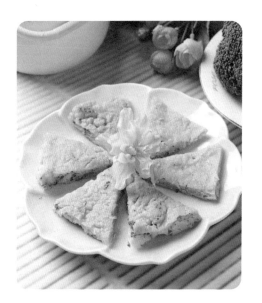

砂锅焗山药

材料： 山药200克，鲜蚕豆30克，玉米粒20克，五花肉100克，盐3克，鸡粉3克，生抽5毫升，食用油适量。

制作：

（1）山药去皮斜切成片，五花肉切成片。

（2）鲜蚕豆去皮，和玉米粒一起放入开水锅中焯熟。

（3）热锅注油烧至七成热，倒入山药片，炸至五成熟，盛出待用。

（4）锅底留油，倒入五花肉片焗香，倒入山药片、鲜蚕豆和玉米粒，炒匀，加入盐、鸡粉、生抽炒匀调味即可。

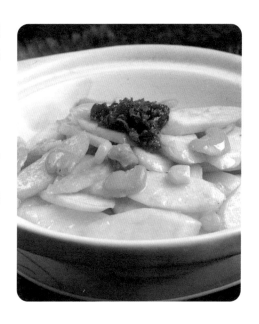

猪血山药汤

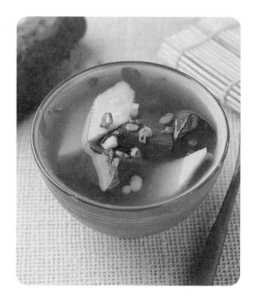

材料：猪血270克，山药70克，葱花少许，盐2克，胡椒粉少许。

制作：

（1）洗净去皮的山药斜切成厚片，洗好的猪血切成小块。

（2）锅中注入适量清水烧热，倒入猪血块，拌匀，氽去污渍，捞出沥干水分，待用。

（3）另起锅，注入适量清水烧开，倒入猪血块、山药片，烧开后用中小火煮约10分钟。加入少许盐拌匀，撒入少许胡椒粉，撒上葱花，搅拌均匀即可。

金枪鱼紫菜包饭

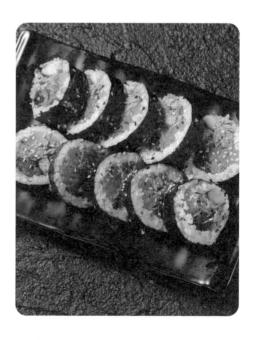

材料：米饭300克，胡萝卜90克，金枪鱼肉80克，菠菜80克，蟹棒50克，寿司醋少许，熟芝麻20克，海苔适量。

制作：

（1）菠菜清洗干净；胡萝卜去皮，切成细条。

（2）锅中注水烧开，分别倒入菠菜、胡萝卜条、蟹棒煮至断生，捞出沥水。

（3）米饭装入盆中，淋入少许寿司醋，搅拌均匀。

（4）将海苔摆放好，放入米饭、金枪鱼肉、胡萝卜条、菠菜、蟹棒，卷成卷，切成若干段，撒上熟芝麻即可。

虾仁西蓝花

材料： 西蓝花200克，虾仁20克，盐、鸡粉、水淀粉、食用油各少许。

制作：

（1）西蓝花洗净，掰成小朵。

（2）沸水锅中加入少许盐、食用油，放入西蓝花，焯煮1分钟至其断生，捞出沥水，摆盘。

（3）虾仁洗净切成小段，装碗，加盐、鸡粉、水淀粉，拌匀，腌渍10分钟。

（4）砂锅注油烧热，注入清水，加少许盐、鸡粉，倒入腌渍好的虾仁拌匀，煮熟，捞出摆放在西蓝花上即可。

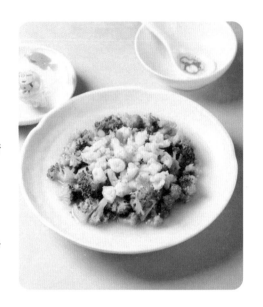

板栗烧肉

材料： 带皮猪肉块400克，板栗肉100克，八角、生姜、葱花、大蒜、冰糖各适量，食用油适量，料酒5毫升，老抽5毫升。

制作：

（1）热锅注油，烧至四成热，倒入板栗肉，炸约2分钟至熟，捞出。

（2）锅留底油，倒入带皮猪肉块炒至出油，倒入八角、生姜、大蒜，再加入冰糖，快速翻炒，炒出糖色。加入料酒、老抽，快速拌炒匀，再倒入板栗肉，加入适量清水，加盖焖煮30分钟即可。

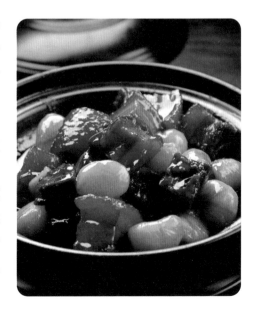

韭菜炒鸡蛋

材料: 鸡蛋2个，水发木耳50克，豆芽50克，韭菜50克，水发粉条50克，蒜片少许，盐3克，食用油适量。

制作:

（1）水发木耳洗净切成丝；韭菜洗净切成长段；鸡蛋打入碗中，打散。

（2）锅中注油烧热，放入鸡蛋，快速炒熟炒散，盛出待用。

（3）锅底留油，放入蒜片爆香，放入水发木耳丝，翻炒片刻，再放入洗净的豆芽、水发粉条、韭菜，翻炒至食材熟软。倒入鸡蛋，翻炒匀，加入盐，炒匀即可。

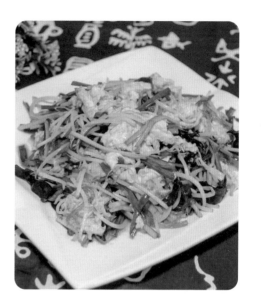

苹果蔬菜沙拉

材料: 苹果100克，西红柿50克，黄瓜50克，生菜50克，酸奶50克，沙拉酱10克。

制作:

（1）洗净的西红柿对半切开，切成片；洗净的黄瓜切成片；洗净的苹果切开，去核，再切成片，备用。

（2）将切好的食材装入碗中，倒入酸奶，加入沙拉酱拌匀。

（3）取一个盘，把洗净的生菜叶垫在盘底，再放入拌好的果蔬沙拉即可。

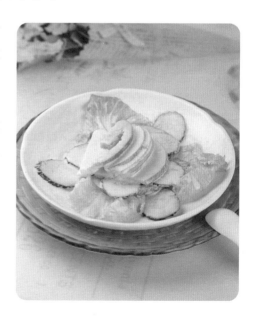

虾仁豆腐汤

材料： 豆腐150克，蟹味菇80克，虾仁50克，葱花适量，盐2克，鸡粉2克，生抽5毫升，香油适量。

制作：

（1）豆腐切成四方块，蟹味菇掰成小朵，虾仁去虾线。

（2）锅中注水烧开，倒入虾仁、豆腐块、蟹味菇，中火煮8分钟。

（3）加入盐、鸡粉、生抽、香油，拌匀，煮沸。

（4）关火后将食材盛入碗中，撒上葱花即可。

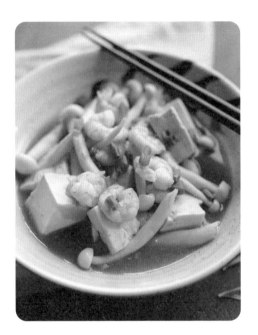

蒸苹果

材料： 苹果1个。

制作：

（1）将洗净的苹果对半切开，削去外皮，切瓣，去核切丁，装入碗中。

（2）将装有苹果的碗放入烧开的蒸锅中，用中火蒸10分钟即可。

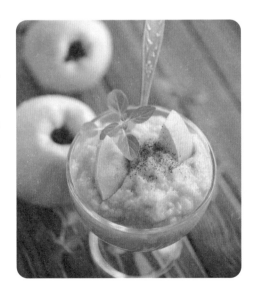

素炒黄瓜土豆丝

材料： 土豆丝120克，黄瓜丝120克，葱末、蒜末各少许，盐3克，鸡粉、水淀粉、食用油均适量。

制作：

（1）锅中注入适量清水烧开，放入少许盐，再倒入土豆丝，搅拌均匀，煮约半分钟，捞出沥干水分，待用。

（2）起锅烧油，下入蒜末、葱末，用大火爆香，倒入黄瓜丝，翻炒至析出汁水，再放入焯煮过的土豆丝，快速翻炒至全部食材熟透。

（3）加入盐、鸡粉，翻炒至食材入味，再淋入少许水淀粉勾芡即可。

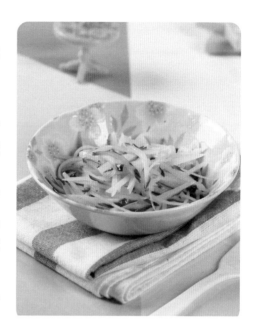

黑芝麻牛奶粥

材料： 熟黑芝麻粉15克，大米100克，牛奶200毫升，白糖5克。

制作：

（1）砂锅中注入适量清水，倒入大米，用大火煮开后转小火续煮30分钟至大米熟软。

（2）倒入牛奶，拌匀，用小火续煮2分钟至入味，倒入熟黑芝麻粉，加入白糖，拌匀，再稍煮片刻即可。

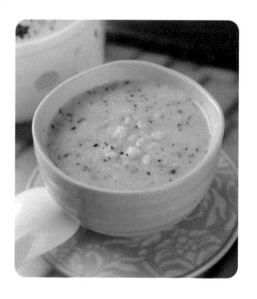

五谷丰登

材料： 玉米200克，铁棍山药200克，红薯200克，花生100克，毛豆100克。

制作：

（1）将所有食材清洗干净。

（2）玉米切断，铁棍山药切断，红薯去头去尾。

（3）蒸锅注水，放入以上食材，用大火蒸20分钟。

（4）将蒸好的食材取出摆盘即可。

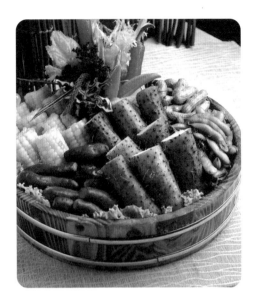

鲜榨猕猴桃汁

材料： 猕猴桃3个，白糖少许。

制作：

（1）洗净的猕猴桃去皮，对半切开，再切成小块，备用。

（2）取榨汁机，选择搅拌刀座组合，倒入切好的猕猴桃，加入适量矿泉水、少量白糖，榨取果汁即可。

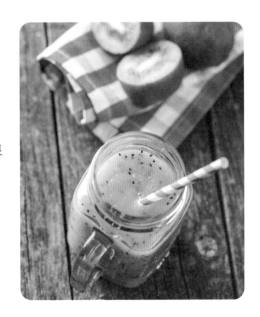

香菇油菜

原料： 小油菜300克，香菇100克，盐3克，鸡粉3克，生抽10毫升，白糖5克，水淀粉适量，食用油适量。

制作：

（1）香菇洗净切片，小油菜洗净。

（2）香菇片和小油菜分别放入沸水锅中焯至断生，沥水待用。

（3）热锅注油，加入盐、鸡粉、生抽、白糖，倒入少许清水，搅拌均匀，倒入香菇片，快速翻炒至入味，加入水淀粉勾芡。

（4）小油菜摆好盘，浇上香菇芡汁即可。

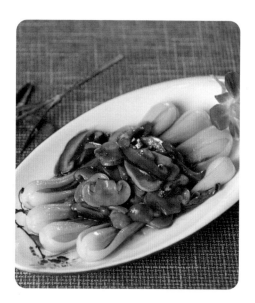

西红柿炒鸡蛋

原料： 西红柿130克，鸡蛋1个，小葱20克，大蒜10克，食用油适量，盐3克。

制作：

（1）大蒜切片；洗净的小葱切末；洗净的西红柿去蒂，切成滚刀块；鸡蛋打入碗内，打散。

（2）热锅注油烧热，倒入鸡蛋液，炒熟后盛出，待用。

（3）锅底留油，倒入蒜片爆香，倒入西红柿块，炒出汁，倒入鸡蛋块炒匀，加盐、葱花，迅速翻炒均匀即可。

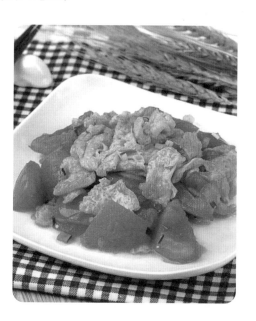

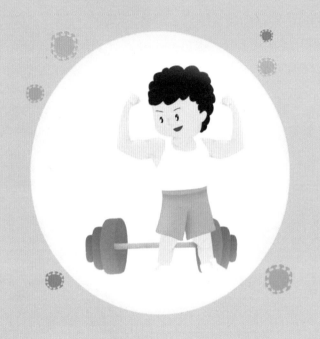

第 **4** 章

疫苗——
孩子身体的"保护伞"

　　我们人类控制传染性疾病最主要的手段就是预防，而接种疫苗是预防和控制传染病最经济、最有效的措施，疫苗接种为孩子的健康成长撑起了"保护伞"。

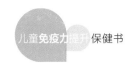

儿童接种疫苗的**重要性**

　　接种疫苗就是我们平时所说的"打预防针"，是每个孩子成长过程中的一件非常重要的事情，及时接种疫苗是保护孩子健康的重要手段。

儿童免疫力的形成

　　前文中提到，免疫力的形成分为先天和后天两种。先天免疫力是每个孩子出生时就已经具备的免疫力，可以对新生儿起到全面的保护作用，成为孩子机械预防的机制，如对皮肤的保护、防止病原微生物的入侵和感染、杀菌和抑菌等。而孩子的后天免疫力是随着孩子的生长发育，在成长中逐渐获得的。随着孩子年龄的增长，体内的菌群情况逐渐完善，抗体会逐渐增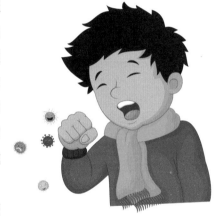多，因而免疫力也会随之逐渐增强。当然，在孩子的成长过程中，也需要依靠接种疫苗来增强免疫力。

　　要想提高孩子的先天免疫力，在孩子出生前妈妈的身体一定要健康，并在孩子出生之后通过母乳喂养进行免疫力传递。而要想提高孩子的后天免疫力，需要从多个方面着手。例如，有健康的饮食，按时接种疫苗，给孩子营造轻松愉悦的成长环境，让孩子充分地放松和休息，多让孩子进行户外运动，及时补充孩子成长所需的各种营养元素，等等。其中，接种疫苗可以针对不同类型的传染性疾病和传染源进行有效的预防，对儿童的综合预防性作用很强，能为孩子提供更持久、更牢固的免疫屏障。

接种疫苗很有必要

经常会有家长问，接种疫苗到底有没有用？毫无疑问，接种疫苗是为了使身体增加特异性免疫力，降低疾病的传播风险和病情的严重程度，可见接种疫苗是很有必要的。

我们生活的环境中存在很多致病的病毒、细菌、支原体等，身体难免会遭到这些有害物质的侵害，而且这些有害物质会在人与人之间进行大规模的传播，造成疾病，甚至导致死亡。接种疫苗是控制、预防和消灭传染病最有效的措施，能够有效地提高人体的免疫力，减少疾病和死亡的发生，避免病原体的入侵。

孩子刚出生时，虽然可以从母体中获得一些保护性抗体，从而使自身免受各种传染性疾病的危害，但随着孩子的成长，这些从母体中获得的保护性抗体已经不足以保护孩子了，而孩子自身的免疫系统发育还不够成熟，无法起到很好的保护作用。因此，孩子的免疫水平是相当低的，很容易受到各种传染性疾病的侵袭。再加上传染性疾病一般传播速度快、范围广，而孩子患病后病情相比大人更加凶险，并发症发生率高，很容易给身体造成不可挽回的损害。因此对于孩子来说，接种疫苗是非常有必要的。家长要重视孩子的疫苗接种情况，提高安全卫生保健意识，科学看待疫苗接种，有效地防治各种疾病，让孩子远离疾病的侵害。

目前，我国儿童计划免疫的目的更加明确，管理更加科学合理，措施更加具体和完善，而且随着疫苗技术的发展，其安全性也进一步得到了提高。而且我国全面推行了计划免疫实施方案，颁布了儿童计划免疫程序，在计划内的第一类疫苗都是免费的，因此家长只需要按照时间和计划，放心地带孩子接种疫苗，即可为孩子建立起坚实的安全屏障。

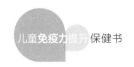

疫苗的**分类**

疫苗是将病原微生物或者其代谢产物经过人工减毒、灭活、脱毒等方式处理而制成的用于预防和治疗疾病的免疫制剂。疫苗的分类有多种，可以根据疫苗是否收费及其剂型来进行分类，也可以根据疫苗的性质来进行分类，还可以根据疫苗的成分来进行分类。

第一类疫苗和第二类疫苗

根据疫苗是否收费进行分类，疫苗可以分为第一类疫苗和第二类疫苗。第一类疫苗也称计划免疫类疫苗，是按照国家免疫规划而确定的疫苗，是免费的，是孩子出生后必须接种的疫苗，主要包括乙肝疫苗、卡介苗、脊髓灰质炎疫苗、百白破疫苗、麻腮风疫苗、白破疫苗、甲肝疫苗、流脑疫苗、乙脑疫苗，以及在重点地区对重点人群接种的出血热疫苗、炭疽疫苗和钩端螺旋体疫苗等。第二类疫苗是指由公民自费并且自愿接种的其他疫苗。目前常用的第二类疫苗有流感疫苗、水痘疫苗、B 型流感嗜血杆菌疫苗、口服轮状病毒疫苗、肺炎疫苗、狂犬病疫苗等。

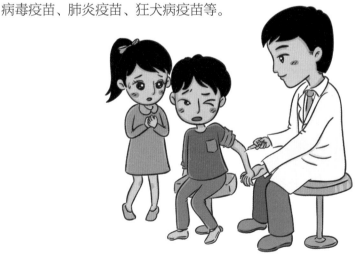

第一类疫苗免疫接种程序表

可预防疾病	疫苗种类	总剂次	出生时	1个月龄	2个月龄	3个月龄	4个月龄	5个月龄	6个月龄	8个月龄	9个月龄	18个月龄	2岁	3岁	4岁	6岁
乙型病毒性肝炎	乙肝疫苗	3	1	2					3							
结核病	卡介苗	1	1													
脊髓灰质炎	脊灰灭活疫苗	2			1	2										
	脊灰减毒活疫苗	2					3								4	
百日咳、白喉、破伤风	百白破疫苗	4				1	2	3				4				
	白破疫苗	1														5
麻疹、流行性腮腺炎、风疹	麻腮风疫苗	2								1		2				
流行性乙型脑炎	乙脑减毒活疫苗	2								1			2			
	乙脑灭活疫苗	4								1、2		3				4
流行性脑脊髓膜炎	A 群流脑多糖疫苗	2							1		2					
	A+C 群流脑多糖疫苗	2												3		4
甲型病毒性肝炎	甲肝减毒活疫苗	1										1				
	甲肝灭活疫苗	2										1	2			

注：

①选择乙脑减毒活疫苗接种，接种2剂次；选择乙脑灭活疫苗接种，接种4剂次；乙脑灭活疫苗第 1、第 2 剂间隔 7~10天。

②选择甲肝减毒活疫苗接种，接种1剂次；选择甲肝灭活疫苗接种，接种2剂次。

③儿童免疫程序如有调整，按调整后的程序执行。

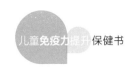

常见的第二类疫苗接种时间表

种类	接种时间
HIB 疫苗（B 型流感嗜血杆菌疫苗）	2 月龄～5 岁，每隔 1～2 个月接种一次，一共接种 3 次
水痘疫苗	1 岁以上接种
23 价肺炎疫苗	2 岁以上接种
流感疫苗	6 月龄以上的孩子根据情况一年接种一次
手足口疫苗	6 月龄以上的孩子接种 2 次，间隔 1 个月
轮状病毒疫苗	2 月龄～3 岁的孩子可以每年口服一次
新型冠状病毒疫苗	3 岁以上接种

注：以上内容仅供参考，具体请以疫苗接种机构的要求为准。

儿童疫苗接种口诀

婴儿出生哇哇叫，接种乙肝卡介苗。

满月一定要记清，该打乙肝第二针。

到了二三四月龄，每月要把糖丸吃。

月龄三四五个月，每月一针百白破。

婴儿月龄满半年，乙肝三针要种完。

流脑乙脑和麻疹，及时接种莫延迟。

七苗初种很重要，周岁以内要完成。

加强免疫也重要，全程接种才有效。

百白破和麻腮风，一岁半时要及时。

甲肝疫苗要接种，最迟两岁不超过。

儿童年龄满两岁，乙脑加强防乙脑。

儿童年龄满三岁，流脑加强防流脑。

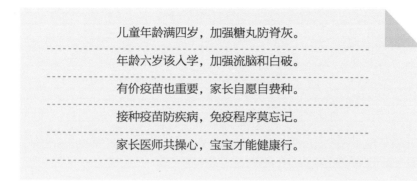

儿童年龄满四岁，加强糖丸防脊灰。

年龄六岁该入学，加强流脑和白破。

有价疫苗也重要，家长自愿自费种。

接种疫苗防疾病，免疫程序莫忘记。

家长医师共操心，宝宝才能健康行。

减毒活疫苗和灭活疫苗

根据疫苗的性质进行分类，疫苗可以分为减毒活疫苗和灭活疫苗。减毒活疫苗是指通过一些方法，将病原微生物进行减毒，使病原体毒力下降，但保留其原有的特征。通过将这些减毒的活疫苗注入人体来引起人体的主动免疫反应，产生免疫抗体和物质，从而达到防治疾病的目的。目前，常用的减毒活疫苗有卡介苗、麻风疫苗、腮腺炎疫苗、水痘疫苗等。

灭活疫苗又称死疫苗，是采用物理或者化学的方法，将病原微生物直接杀死，使其没有致病的能力，但仍保留其中抗原的成分，接种后依然会引起人体的免疫反应，产生免疫物质。灭活疫苗一般需要多次接种，否则难以形成保护性抗体。目前，常用的灭活疫苗有乙脑灭活疫苗、甲肝灭活疫苗等。

单独疫苗和联合疫苗

根据疫苗的成分进行分类，疫苗可分为单独疫苗和联合疫苗。单独疫苗是指只有一种病原体的抗原成分，只能预防一种疾病，如乙肝疫苗预防乙型病毒性肝炎。联合疫苗是两种或两种以上不同抗原成分联合制成的一种混合制剂，包括多联疫苗（预防由不同病原微生物引起的疾病）和多价疫苗（预防不同亚型或血清型的病原微生物引起的同一种疾病），如麻腮风疫苗预防麻疹、流行性腮腺炎、风疹。

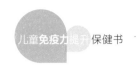
计划免疫类儿童疫苗的**种类**

孩子从出生开始，就需要打诸多疫苗，其中国家规定的免费疫苗就有20多针，自费疫苗也有十几针之多。家长对这些疫苗都了解吗？它们能预防哪些疾病？本节就为大家详细介绍。

卡介苗

卡介苗是预防结核杆菌感染的第一类疫苗，是国家强制免疫需要接种的。卡介苗是采用减毒牛型结核分枝杆菌悬浮液制成的活疫苗，接种后可以增强人体巨噬细胞的活性，加强巨噬细胞的能力，还能活化T淋巴细胞，从而增强机体免疫力，最终达到降低儿童患结核病机率的目的。

● 结核病的危害性

结核病是一种慢性传染病，是由结核分枝杆菌导致的一种全身性的疾病，除了牙齿之外，人体的任何组织和器官都有可能感染结核病，其中最为常见的是肺结核，其是我国乙类传染病。结核病由于早期症状不明显，往往得不到重视，但是结核病一旦发生，并且没有及时进行正规的治疗，引起了结核杆菌的耐药性后就很难治愈，将导致结核病患者长期遭受病痛的折磨。

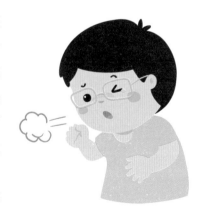

● 结核病常见的传播途径

空气传播	空气传播是结核病主要的传播途径，结核病患者通过咳嗽、咳痰、打喷嚏、飞沫及交谈等，把结核杆菌排出体外，免疫力较低或者吸入大量结核杆菌的人群可能会因此而感染。
饮食传播	部分感染性结核杆菌会以饮食进行传播。结核病患者所用的餐具、吃剩的食物都有可能存在结核分枝杆菌，与结核病患者一起用餐很容易感染结核病。
母婴传播	孕妇患有结核病，会通过胎盘传染给胎儿。
接触传播	结核病患者，结核可累及全身，在接触结核病患者时，如果接触者存在皮肤表面的破损，且接触到结核病患者体液等，有可能会感染结核病。

● 卡介苗接种事宜

卡介苗通常在新生儿出生后24小时内于左上臂三角肌上段进行皮内注射，接种后2周左右局部可出现红肿，红肿的平均直径为5～10毫米，可能后续还会有破溃，然后伤口会慢慢结痂。痂脱落后会形成疤痕，以证明接种者具有抵抗力，从而减少感染结核分枝杆菌的概率。如果接种后，孩子的接种部位没有红肿，或者红肿小于5毫米，有可能是没有接种成功。建议在接种3个月后，去接种点进行结核菌素试验，如果没有抗体，应及时补种。

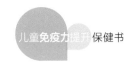

乙肝疫苗

乙肝疫苗是一种用于预防乙型肝炎病毒感染的疫苗，进行乙肝疫苗接种之后，人体免疫系统会产生保护性抗体，并且分布在人体的血液中，让人体具备预防乙肝病毒的免疫力。当人体再次受到乙肝病毒的入侵时，抗体会立即发挥作用，清除病毒，阻止感染，同时不会对肝脏造成损伤，从而起到预防的作用。

● 乙型病毒性肝炎的危害

生命力强且传染性强	乙肝病毒是一种脱氧核糖核酸病毒，它有一层质地坚硬的外壳，可以自我保护，因此它的生命力非常顽强，可以在酸性或者碱性的环境下生存，常温下可以存活6个月，20℃左右的环境甚至可以存活15年之久。而且乙肝病毒具有很强的传染性，可以通过乙肝患者的乳汁、羊水、月经、阴道分泌物等体液进行传播，正常人接触到这些体液后会很容易被感染。
较难治愈	虽然现在用于治疗乙肝的药物有很多，但是真正有效果的很少。市面上用于治疗乙肝的药物只能对抗乙肝病毒，但无法真正阻断乙肝病毒的复制，只能对乙肝起到抑制的作用，很难真正治愈。
易恶变	乙肝还容易发生恶变。乙肝病毒携带者如果不及时进行治疗，其病症会慢慢转化为肝炎、肝硬化、肝腹水等，还有可能发生癌变，出现癌变的乙肝患者治愈的可能性就更低了。

● 乙肝疫苗接种程序

乙肝疫苗目前需要进行三次接种，接种部位在股外侧或者上臂三角肌。孩子出生之后就应该尽快进行第一针乙肝疫苗的接种，并且在第一针接种之后的一个月内进行第二针乙肝疫苗的接种，然后在6个月之后再进行第三针乙肝疫苗的接种。

乙肝疫苗只对乙肝有预防作用，并没有治疗作用，因此，如果已经感染乙肝病毒，再进行乙肝疫苗接种是没有效果的。

脊髓灰质炎疫苗

脊髓灰质炎疫苗是预防和消灭脊髓灰质炎的有效手段。脊髓灰质炎是由脊髓灰质炎病毒引起的一种急性传染病，临床表现主要以发热、上呼吸道症状、肢体疼痛为主。脊髓灰质炎病毒主要侵犯人体脊髓灰质前角的灰、白质两部分，会对人体脊髓灰质造成永久性损害，导致这些神经支配的肌肉出现无力、延缓性麻痹等症状。部分患者可能发生迟缓性神经麻痹并留下瘫痪后遗症，一般多见于5岁以下婴幼儿，也就是"小儿麻痹症"。该病可防难治，儿童一旦感染脊髓灰质炎病毒，很容易引起肢体麻痹进而导致终身残疾，甚至危及生命。接种脊髓灰质炎疫苗是预防、控制脊髓灰质炎病毒传播的最经济、最有效的方法。

● 脊髓灰质炎病毒的传播途径

脊髓灰质炎病毒主要有两种传播途径：一种是粪口传播，另一种是飞沫传播。脊髓灰质炎病毒一般会隐藏在患者的大便里，可以存活很长时间，对环境的适应性非常强。如果有人接触了患者的大便，而这个人又没有及时洗手就去吃东西，就很容易感染脊髓灰质炎病毒。

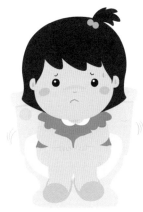

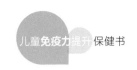

另外，苍蝇也是一个重要的传播媒介。脊髓灰质炎病毒还可以通过飞沫进行传播，患者打喷嚏喷出的飞沫在空气中悬浮，被健康人群吸入以后，可能会造成感染。5岁以下的婴幼儿是脊髓灰质炎的高发人群，应重点予以保护，及时接种疫苗。

● 脊髓灰质炎疫苗的接种程序

脊髓灰质炎疫苗分为两类，即脊髓灰质炎减毒活疫苗和脊髓灰质炎灭活疫苗。脊髓灰质炎减毒活疫苗是一种口服剂型疫苗，容易被受种者接受，有液体和固体（糖丸）两种；脊髓灰质炎灭活疫苗是一种注射剂型疫苗。

脊髓灰质炎疫苗共需要接种4剂次，其中2月龄、3月龄各接种1剂灭活疫苗，4月龄、4周岁各接种1剂减毒活疫苗。糖丸剂型减毒活疫苗每次1粒，液体剂型减毒活疫苗每次2滴。

百白破疫苗

百白破疫苗是由百日咳菌苗、白喉类毒素及破伤风类毒素按适量比例配制而成的三联疫苗，可以同时预防百日咳、白喉和破伤风。

● 百日咳、白喉和破伤风的危害

百日咳是由百日咳杆菌引起的一种急性呼吸道传染病，其主要表现是咳嗽，病程可长达一百天，因此被称为"百日咳"。百日咳常见于2岁以下的婴幼儿，孩子在感染百日咳杆菌之后，早期会出现流鼻涕、咳嗽和低热的症状，随后咳嗽会加重，并出现典型剧烈的痉挛性咳嗽，经常会咳得面红耳赤、涕泪交加、舌向外伸，并且咳出大量的黏液，有的甚至出现全身痉挛、意识丧失，可并发肺炎和脑炎。百日咳杆菌主要通过飞沫传播，传染性极强。

白喉是由白喉杆菌引起的一种急性呼吸道传染病，以发热，气憋，声音嘶哑，犬吠样咳嗽，咽、扁桃体及其周围组织出现白色伪膜为特征。严重者

全身症状明显，可并发心肌炎和周围
神经麻痹。白喉杆菌主要通过飞沫进
行传播，也可以通过玩具、衣物、生
活用具等进行间接传播。

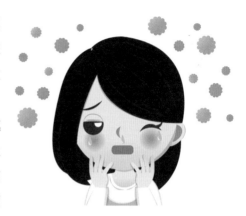

　　破伤风是破伤风梭菌经由皮肤或
黏膜伤口侵入人体，在缺氧环境下生
长繁殖，产生毒素而引起肌肉痉挛的
一种特异性感染。人感染破伤风梭菌
之后有一定的潜伏期，早期表现为牙关紧闭、"苦笑"面容、角弓反张等症
状，严重的则可以引发喉痉挛或继发严重肺部感染而危及生命。破伤风的传
染源是带有破伤风梭菌的人和动物，它是一种创伤性感染，只有在发生创伤
导致破伤风梭菌入侵时才会发生感染。

● 百白破疫苗的接种程序

　　3、4、5月龄每月接种1针，每针间隔4周以上。在孩子1.5～2岁时再进行
百白破疫苗加强免疫1针的接种，6岁时进行精制白喉疫苗或精制白破二联疫
苗加强免疫1针的接种。

麻腮风疫苗

　　麻腮风疫苗是麻疹、流行性腮腺炎、风疹联合减毒活疫苗的简称，是一
种用于预防麻疹、流行性腮腺炎及风疹的疫苗。麻疹、流行性腮腺炎及风疹
是儿童常见的急性呼吸道传染病，对婴幼儿的危害非常大，为孩子接种麻腮
风三联疫苗可以很好地预防这三种疾病。

● 麻疹、流行性腮腺炎、风疹三种疾病的危害

　　麻疹是由麻疹病毒感染引起的一种急性呼吸道传染病，是儿童最常见的

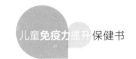
急性呼吸道传染病之一，传染性很强。麻疹一般是全身性的，其临床表现主要有高热、皮疹、呼吸道黏膜发炎及颊黏膜出现麻疹黏膜斑等症状。麻疹易引发多种并发症，包括中耳炎、喉气管支气管炎、肺炎、腹泻、脑炎等。营养不良的孩子出现麻疹后很容易引发并发症，甚至导致死亡。麻疹的死亡率高达 10%，是严重威胁孩子生命健康的传染性疾病之一。麻疹病毒可通过呼吸道分泌物飞沫传播，也可因接触被麻疹患者污染的生活用具而引起感染。

流行性腮腺炎是儿童和青少年期常见的呼吸道传染病，它是由腮腺炎病毒引起的急性、全身性感染，以腮腺肿痛为主要特征，有时亦会累及唾液腺。流行性腮腺炎本身并不十分凶险，但其有可能引发患者出现神经系统的并发症，如导致患儿出现脑炎、脑膜炎等，危害极大。流行性腮腺炎还会导致生殖系统的并发症，引起睾丸炎、卵巢炎、胰腺炎等生殖系统疾病。流行性腮腺炎的传播途径主要有呼吸道传播、接触传播、母婴传播等。

风疹也是一种急性呼吸道传染病，是由风疹病毒感染引起的。感染风疹病毒的初期会出现发热、咳嗽、乏力、胃口不好、咽痛和眼发红等轻度上呼吸道症状，之后会出现耳后淋巴结肿大，伴轻度压痛。风疹一般病情较轻，病程短，预后良好，并发症少，但如果孕妇感染风疹病毒，病毒会通过胎盘传给胎儿，造成胎儿先天性风疹，引发先天畸形，如失明、先天性心脏病、耳聋和小头畸形等，因此孕妇要特别注意避免与风疹病人接触，同时接种风疹减毒活疫苗。孕妇一旦感染风疹病毒，应考虑终止妊娠。风疹是一种季节性、病毒性的传染性疾病，多发于冬末春初时期，主要通过飞沫经呼吸道进行传播。

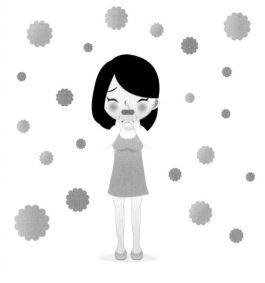

● 麻腮风疫苗的接种程序

麻腮风疫苗接种成功后，有95%以上的接种者会成功地产生抗体，获得免疫力。麻腮风疫苗在婴幼儿8月龄和18月龄时各接种1剂，接种部位在上臂外侧，进行皮下注射。通过这样的接种程序，保证了麻腮风疫苗的可靠性，有效地预防了麻疹、流行性腮腺炎和风疹对孩子身体的侵害。

乙型脑炎疫苗

乙型脑炎疫苗简称乙脑疫苗，接种乙脑疫苗是预防流行性乙型脑炎的有效措施。流行性乙型脑炎是由乙型脑炎病毒引起的一种传染病，是一种通过血液传播的疾病，常见的媒介是蚊虫。乙型脑炎病毒可以在蚊虫体内繁殖，再通过蚊虫叮咬人畜造成感染发病。

● 流行性乙型脑炎的危害

流行性乙型脑炎好发于儿童，早期会导致患者高热、意识不清、嗜睡甚至昏迷等，病情十分凶险；后期则会出现全身抽搐、强直性痉挛或强直性瘫痪，少数可致软瘫。严重者会出现中枢性呼吸衰竭，从而危及生命。该病通过接种疫苗可得到有效预防。

● 乙型脑炎疫苗的接种程序

目前，我国使用的乙型脑炎疫苗主要包括乙型脑炎减毒活疫苗和乙型脑炎灭活疫苗两类。减毒活疫苗共接种2剂次，8月龄、2岁各接种1剂；灭活疫苗共接种4剂次，8月龄接种2剂，两个剂次间隔7~10天，2岁和6岁各接种1剂。

A 群流脑疫苗

A群流脑疫苗是预防流行性脑脊髓膜炎的疫苗，简称流脑疫苗。流行性

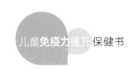

脑脊髓膜炎是身体受到了脑膜炎双球菌的感染之后所出现的一种化脓性脑膜炎。

● 流行性脑脊髓膜炎的危害

流行性脑脊髓膜炎是因感染脑膜炎双球菌，导致病菌由鼻咽部侵入血循环，形成败血症，最后局限于脑膜及脊髓膜，形成化脓性脑膜炎。

患者的主要临床表现为突发高热、剧烈头痛、频繁呕吐、皮肤瘀点，以及颈项强直等脑膜刺激征，严重者可有败血症休克和脑实质损害。流行性脑脊髓膜炎也容易出现以感染为主的并发症和危害，如肺炎的发生频率明显增加，还容易发生尿道感染、化脓性关节炎、胸膜炎、心肌炎、附睾炎、中耳炎、角膜炎等炎症。

脑膜炎双球菌主要通过口水或呼吸道分泌物传染，咳嗽、打喷嚏、亲吻等都可能导致脑膜炎双球菌传播。接种A群流脑疫苗以后，可使机体产生体液免疫反应答，用于预防A群脑膜炎双球菌引起的流行性脑脊髓膜炎。

● A 群流脑疫苗的接种程序

目前，我国使用的流脑疫苗包括A群流脑疫苗和A+C群流脑疫苗，这两种疫苗都属于第一类疫苗，是免费的，主要是为了防止流行性脑脊髓膜炎的发生。

流脑疫苗一共接种4剂次，其中A群流脑疫苗为基础免疫，共接种2剂，6月龄接种第1剂，9月龄接种第2剂，两个剂次间隔不少于3个月；A+C群流脑疫苗为加强免疫，也应接种2剂，3岁时接种第1剂，6岁时接种第2剂，两个剂次间隔不少于3年。

甲肝疫苗

甲肝疫苗是用来预防甲型肝炎的疫苗，是儿童预防接种中主要的疫苗之一。甲型肝炎是由甲型肝炎病毒引起的一种急性传染病，临床表现为急性起病，伴有畏寒、发热、食欲减退、恶心、疲乏、肝大及肝功能异常。

● 甲型肝炎病毒的传播途径

甲肝病毒常见的传播途径主要有日常生活接触、水源传播和食物传播。健康人群在接触了被甲肝病毒污染后的日常生活用具后，如果没有及时清洗和消毒，很容易经口进入人体内而被感染。发生暴雨和洪涝灾害之后，甲肝病毒很容易通过水源进行传播，抵抗力较差的人接触到这类污染水后，很容易引起感染。被甲肝病毒污染的食物，如果没有经过蒸煮就被吃下，就会很容易感染甲肝病毒，如生吃瓜果、半生不熟的海产品等。

● 甲肝疫苗的种类

目前，市面上的甲肝疫苗主要有甲肝灭活疫苗和甲肝减毒活疫苗两大类。由于制备原理不同，在有效性和安全性上存在差异。相对于减毒活疫苗，灭活疫苗具有更好的稳定性，而减毒活疫苗的价格相对要便宜一些。灭活疫苗和减毒活疫苗都是通过引起人体的免疫反应，从而使人体产生免疫记忆，来达到免疫效果的。

● 甲肝疫苗的接种程序

甲肝减毒活疫苗适用于1.5岁以上的甲肝易感染者，甲肝灭活疫苗适用于1岁以上的甲肝易感染者。如果进行甲肝减毒活疫苗的接种，那么一般只需要接种一次，在3~5年内可再次去医院检查是否有抗体，听从医生的建议选择是否加强注射。如果选择接种灭活疫苗，需要分2次进行注射，第一次一般在1岁以后，第二次在第一次接种后6个月。

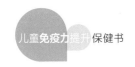
儿童疫苗接种的**注意事项**

接种疫苗是预防和控制传染病最经济、最有效的方法之一。因疫苗是减毒或灭活的病毒或细菌，预防接种是模拟严重感染性疾病的部分过程，所以接种后会对人体造成微小的"疾病"过程。孩子怎样避免不良反应，打针前后应注意什么，这些家长切实关心的问题，本节为您一一解答。

疫苗接种禁忌及不良反应

疫苗接种是为了防治各种疾病，但需要在孩子健康的状态下才可以接种，如果孩子本身有先天性疾病，或者孩子正在生病，接种疫苗后很可能会对身体产生一定的危害，甚至产生严重的异常反应。因此，家长要充分了解疫苗接种的禁忌证，避免对孩子的身体产生危害。

● 乙肝疫苗

乙肝疫苗接种禁忌

- 发热、过敏体质、低体重早产儿、患有慢性或急性疾病、严重佝偻病、营养不良、免疫缺陷、神经系统疾病等人群，需根据医嘱进行接种。

- 乙肝疫苗最好不要与麻疹疫苗同时进行接种。

- 在接种第一剂疫苗后出现严重的过敏反应者，不宜进行第二剂疫苗接种。

- 乙肝疫苗不宜在空腹时接种。

接种乙肝疫苗后的不良反应

乙肝疫苗是一种安全性较高的疫苗，出现不良反应的情况比较少。接种乙肝疫苗之后，少数人的接种部位可能会出现红肿和硬结等短暂的炎症反应，还有可能出现局部淋巴结肿大或淋巴管炎，这些反应一般会在 2 ~ 3 天内逐渐好转。少数人接种乙肝疫苗后还会出现发热的症状，通常 1 ~ 2 天就会得到缓解，如果高热持续不退，则应该及时就医。

● 卡介苗

卡介苗接种禁忌

- 患有结核病、急性传染病、肾炎、心脏病、湿疹、皮肤病、免疫缺陷病等的患者，应该暂缓接种或不予接种。
- 具有过敏史，患有哮喘、荨麻疹、癫痫等神经系统疾病的患者，应该暂缓接种或不予接种。
- 发热、早产儿、难产儿或有明显临床分娩创伤者，需要暂缓接种。

接种卡介苗后的不良反应

接种卡介苗后可能会出现局部红肿和淋巴结两种不同的不良反应。卡介苗接种部位在 2 周左右可能会出现红肿，中间还会逐渐软化形成小脓包，并且自行破溃结痂，形成一个小疤痕，这种

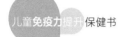

局部反应大概会持续 2 个月。接种卡介苗之后，结核分枝杆菌是
通过淋巴系统到达全身的，因此接种部位附近的淋巴结可能出现
轻微肿大的现象，一般不超过 10 毫米，如果淋巴结肿大的反应
强烈，甚至形成脓疱，要及时去医院进行诊治。接种卡介苗后也
有可能出现一过性的发热反应，其中大多数是轻度发热反应，持
续 1 ~ 2 天后可自行缓解，一般不需要处理。

● 脊髓灰质炎疫苗

脊髓灰质炎疫苗接种禁忌

- 急性疾病、严重慢性疾病患者，或处在慢性疾病的急性发作
  期的人群，不宜接种。

- 患免疫缺陷、免疫功能低下或正在接受免疫抑制剂治疗者，
  不宜接种。

- 有惊厥史者、患未控制的癫痫和其他进行性神经系统疾病者，
  不宜接种。

- 感冒、发热、腹泻、反复重症感染、急性传染病等患者，不
  宜接种。

接种脊髓灰质炎疫苗后的不良反应

　　大部分孩子在接种脊髓灰质炎疫苗后无不良反应，少数孩子在 1 ～ 2 天内会出现轻微的胃肠道症状，如恶心、呕吐、腹泻等。也可能会有发热、头痛等症状，偶有皮疹。另外，接种部位可能出现疼痛，一般 2 ～ 3 天后就会自行痊愈，一般不需要进行特殊处理。还需要提醒各位家长一点，接种脊髓灰质炎减毒活疫苗的前后半个小时不得对孩子进行哺乳和喂食。

● 百白破疫苗

百白破疫苗接种禁忌

- 患有中枢神经系统疾病、过敏体质、发热、急性疾病和处于慢性疾病的急性发作期的人群，不宜接种。
- 如果在接种第一剂或第二剂后出现严重过敏反应，应停止后续接种。

接种百白破疫苗后的不良反应

　　接种百白破疫苗之后，孩子可能会出现发热、局部红肿、疼痛、硬结等症状，但一般会在短时间内自行消退。如果孩子出现持续高热、惊厥、严重过敏反应等症状时，要及时就医。

麻腮风疫苗

麻腮风疫苗接种禁忌

- 如果有急性期感染，出现发热、咳嗽、咽痛等上呼吸道感染的症状要延期接种。

- 如果周身有皮疹、处于哮喘的急性发作期的人群，要延期接种。

- 如果对疫苗某种成分过敏，则不宜接种。

- 急性疾病、严重慢性疾病患者，或处于慢性疾病的急性发作期的人群，不宜接种。

- 免疫缺陷、免疫功能低下或正在接受免疫抑制剂治疗者，不宜接种。

接种麻腮风疫苗后的不良反应

接种麻腮风疫苗后，大部分人不会出现明显的不适症状，少数人可能会出现一些轻微的发热和皮疹反应，或者有耳后及枕后淋巴结肿大，不过这些症状一般不超过两天就会自行消退。

A 群流脑疫苗

A 群流脑疫苗接种禁忌

- 癫痫、惊厥及过敏患者，不宜接种。

- 脑部疾病、肾脏病、心脏病及活动性结核病患者，不宜接种。

- 发热和急性疾病等患者，不宜接种。

接种 A 群流脑疫苗后的不良反应

部分孩子接种 A 群流脑疫苗之后，接种部位可能会出现红肿、硬结现象，这是接种后的正常不良反应，一般休息 1 ~ 2 日可自行恢复。有些孩子还会出现发热症状，通常温度较低且持续时间较短，但也有少数孩子会出现高热症状，如果高烧持续不退，应及时就医。还有少部分孩子可能会发生过敏反应，如过敏性皮疹、过敏性紫癜等，应及时前往医院就诊。

● 乙脑疫苗

乙脑疫苗接种禁忌

- 患急性疾病及严重慢性疾病、中耳炎、活动性结核病，或患心脏、肾脏及肝脏等疾病的人群，不宜接种。
- 发热、体质衰弱、有过敏史或癫痫史的人群，不宜接种。
- 免疫缺陷、近期或正在进行免疫抑制剂治疗者，不宜接种。

接种乙脑疫苗后的不良反应

通常情况下，免疫系统正常的人群在接种乙脑疫苗后发生不良反应的可能性较小。有的孩子在接种当天可能会出现低烧的情况，一般发热不超过48 小时。少数孩子的接种部位可能会有轻微的红肿、硬结、瘙痒或疼痛的现象，个别孩子还可能会引起接种部位附近的淋巴结发炎。这些症状一般可自行消退，如果症状不见缓解，淋巴结肿大比较厉害，同时伴有发热，应及时到医院就诊。

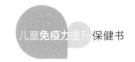

● 甲肝疫苗

甲肝疫苗接种禁忌

- 存在免疫缺陷的患者、过敏性体质者，特别是已知对该疫苗所含成分过敏者，不宜接种。
- 发热、患有急性感染性疾病或其他严重疾病者，不宜接种。
- 患有免疫缺陷或正在接受免疫抑制剂治疗者，不宜接种。

接种甲肝疫苗后的不良反应

接种甲肝疫苗后大多数人不会出现不良反应，有少数人可能会出现接种部位轻微红肿或疼痛的现象，极少数人可能会出现乏力、发热、厌食、腹泻、恶心、呕吐等症状，但这些不良反应都是短暂的，一般可以在 1～2 天内自行消退和缓解。如果出现较为严重的不良反应，则应尽快就医。

家长需要做好接种前准备

疫苗接种可以有效地预防各种流行性疾病，但在孩子接种疫苗之前，家长需要做一些准备工作，充分了解疫苗的详细信息及孩子的身体状况，避免出现各种不良反应。

● 详细了解疫苗的相关知识

家长在带孩子接种疫苗之前，需要为孩子准备好《预防接种证》。家长还应该了解疫苗的相关知识，了解各疫苗剂次的接种时间及禁忌等，做到心中有数。

● 了解孩子的身体状况

在孩子进行预防接种前,家长应充分了解孩子的身体状况,如果孩子生病了,出现发热、拉肚子、咳嗽等症状,建议等孩子病愈1周后再接种比较好。这是因为疫苗本身就是一种减毒或灭活的病原微生物,如果在患病期间接种会导致两个问题:一是疫苗本身有一些副作用,可产生发热、疲倦、起皮疹等症状,可能使孩子的病情进一步加重,也不利于患儿疾病的诊断;二是生病时身体抵抗力较差,不易刺激机体产生足够的抗体,可能会影响接种的效果。

● 了解孩子是否有过敏史和禁忌证

家长需要充分了解孩子是否有过敏史和禁忌证,有过敏史和禁忌证的孩子在接种疫苗时需提前告知医生,并遵医嘱,谨慎接种。如果孩子正在接受皮质激素、放射治疗或抗代谢药物治疗,也需要推迟疫苗接种时间。

● 了解接种前护理知识

在接种疫苗之前,家长还应做好对孩子的护理工作,让孩子在接种疫苗之前能够保证充足的睡眠,饮食要均衡,避免过度饥饿和劳累,防止孩子在打疫苗时出现晕针的情况。接种前一天给孩子洗澡,接种当天给孩子穿清洁宽松的衣服,以方便接种,也能避免对接种位置的摩擦。

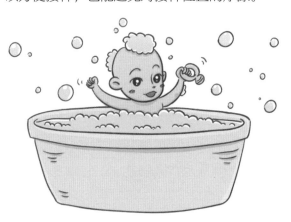

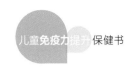

接种时的注意事项

准备接种前，医生一般会询问孩子的健康状况，家长一定要如实告知，这样能便于医生准确地判断接种禁忌，也可以向医生提出疑问，以确保孩子的接种安全。

儿童疫苗接种主要分为口服和注射两种方式。注射一般是在孩子的上臂外侧三角肌或大腿前外侧中部，为防止孩子乱动，家长可以用双手将孩子固定住，还应尽量分散孩子的注意力，以免孩子哭闹，影响接种。

接种疫苗要在孩子清醒的情况下进行，千万不能在孩子入睡时进行。疫苗接种完后应当用棉签按住针眼几分钟，不出血时方可拿开棉签，不可揉搓接种部位。

接种后的家庭护理

孩子接种疫苗后可能会出现一些不良反应，家长往往非常担心，害怕有后遗症。其实疫苗在刺激人体免疫系统成熟的过程中，出现一些症状是正常的，这恰恰说明疫苗起作用了，在此期间，家长只需要做好护理就可以了。

一般护理

- 孩子接种疫苗后，还需留院观察 30 分钟左右，确认孩子状况良好、无不良反应后再离开。
- 接种当天不宜洗澡，尤其是接种部位不要碰到水。
- 保持接种部位皮肤清洁卫生，禁止孩子用手挠抓接种部位，以免出现局部感染或不良反应。

- 让孩子多休息，避免剧烈活动。

- 口服减毒活疫苗（如脊灰糖丸）时，服苗的前后半个小时不宜吃热的食物、水、奶等，以免造成无效接种。

- 让孩子多喝水（服脊灰糖丸时除外），这样可以加快新陈代谢，减轻疫苗的副作用。

- 让孩子吃清淡的食物，多吃新鲜的蔬菜水果，少吃或不吃刺激性食物，尽量避免让孩子吃未吃过的或容易引起过敏的食物。

- 不要带孩子去人群密集的地方，以免感染病毒、细菌等。

- 密切观察孩子，若出现接种不良反应要及时与医生取得联系，以便在医生的指导下进行妥善处理。

● 对症护理

发热

　　孩子接种疫苗后发热是比较常见的反应，多见于接种疫苗后 24 小时内，发热持续时间一般不超过 48 个小时。以全身发热为主，大多为低热。

　　护理方法：体温低于38.5℃时，如果孩子精神好，注意增加饮水量，多休息，也可采用物理降温的方式给孩子退热；体温高于38.5℃时，可以适当服用退烧药，对于情绪不好的孩子，家长要注意多安抚。如果孩子体温持续不退，应及时就医。

接种部位红肿

接种部位出现红肿、发热、疼痛等症状。

护理方法：红肿部位范围较小、程度较轻的（直径小于 15 毫米），可给孩子穿清洁柔软的衣服，并做到勤换衣服，同时避免孩子用手去抓，一般 3 天内就会自行消退；红肿部位直径超过 15 毫米，可以用干净的毛巾先冷敷，如果后续出现硬结，可热敷；红肿范围较广、比较严重的（直径超过 30 毫米），应及时到医院就诊。

接种部位破溃、流脓

接种部位出现破溃、流脓的情况，一般是因为接种了卡介苗。接种卡介苗后 2 周左右，接种部位会逐渐出现红肿、化脓、破溃、结痂，最后留有小疤痕，整个过程会持续 2 ~ 3 个月。

护理方法：对于接种卡介苗所导致的局部破溃、流脓，家长只需要用清水擦拭，再蘸干即可。不需要热敷，也不宜用酒精、碘酒等进行局部消毒，否则伤口难以愈合。

接种部位有硬结

接种部位皮下出现硬结也是接种疫苗后常见的反应，一般表现为接种部位表面不红，按压没有明显痛感，也没有明显的全身性表现。

护理方法：接种后的前 3 天可以在硬结的局部放上干净、干燥的小毛巾，并在干毛巾上放冰袋，每天敷 2 ~ 3 次，每次敷 10 ~ 15 分钟，可减少局部充血肿胀。从第 4 天开始改为干热敷，与干冷敷相反，在干毛巾上放热水袋，每天敷 2 ~ 3 次，每次敷 10 ~ 15 分钟。

皮疹

皮疹是接种疫苗后常见的全身性反应，其中以荨麻疹比较多见，多发生在接种疫苗后数小时到数日间。

护理方法：皮疹大多可以在数天内自行消失，一般不需要治疗处理，但家长需要保证孩子皮肤清洁，不要用香皂、热水清洗皮疹部位，或者使用刺激性药物止痒，也不要给孩子吃辛辣等刺激性食物。皮疹虽然可以自行消退，但是如果情况严重，还是建议及时带孩子去医院就诊。

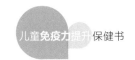

轻微腹泻

孩子接种疫苗后可能会出现轻微腹泻或食欲不振等症状。

护理方法：如果孩子在接种疫苗后出现轻微腹泻，食欲也不太好，就要让孩子多喝水，保证充足的休息，注意饮食清淡、保证营养。一般 2～3 天就会自行恢复，不需要进行特殊处理。但如果孩子腹泻较严重，并且持续 2～3 天以上还没有好转，建议及时带孩子去医院就诊。

严重过敏反应

孩子在接种疫苗后可能会出现颜面潮红、水肿、荨麻疹、瘙痒、口腔或喉头水肿、气喘、呼吸困难等急性全身性过敏反应。当然，发生这种严重过敏性症状的可能性很小，但家长也要高度重视，知道遇到这种情况要如何处理。

护理方法：让孩子平卧，并抬高下肢，及时送到医院抢救。

常见特殊健康状态儿童预防接种建议

● 过敏体质儿童预防接种建议

随着自然环境和生活环境的改变，过敏体质的儿童逐年增多，如果您的孩子属于过敏体质，在进行预防接种前一定要关注接种流程及接种的注意事项，确保孩子在接种疫苗的过程中不会出现问题和不良反应。

过敏体质儿童进行疫苗接种时，要根据孩子的过敏原进行疫苗的选择。如果孩子属于高过敏体质，那么疫苗的选用需要慎重，应根据医生的建议暂缓接种；如果孩子只对特定的物品过敏，如花粉、海鲜、鸡蛋、乳制品等，那么在过敏期间不宜进行疫苗接种，等过敏反应消退之后才可选择不含有孩子过敏成分的疫苗接种。

孩子接种疫苗后，如果出现过敏反应，应及时就医，在治疗的同时多喝水，促进过敏物质的代谢。父母要在下次接种疫苗之前告知医生孩子的过敏情况，避免再次引起过敏反应。

● 早产儿与低体重儿预防接种建议

早产儿是指出生时胎龄小于37周的新生儿；低体重儿是指出生时体重小于2.5千克的婴儿。早产儿由于生长不完善，发育较迟缓，免疫系统不成熟，母传抗体浓度低且持续时间短，存在比足月儿更大的感染风险，一旦感染某种疾病，病情可能比足月儿更严重。因此，早产儿（包括低体重儿）应按照足月儿的免疫程序进行免疫接种。研究发现，大多数情况下，早产儿疫苗接种的不良反应并不会增加，对常规疫苗的安全性、耐受性及免疫应答效果与足月儿的差异无统计学意义。我国《国家免疫规划疫苗儿童免疫程序及说明（2021年版）》《特殊健康状态儿童预防接种专家共识》建议，除乙肝疫苗、卡介苗接种时间可有所调整之外，情况稳定的早产儿与足月儿一样，可按照现阶段的国家免疫规划接种或补种疫苗，不需要减量或推迟。而早产儿应根据实际年龄（自出生日开始计算），按足月儿免疫程序进行免疫接种，而不是纠正年龄（自预产期开始推算）。

需要提醒各位家长的是，新生儿的免疫功能往往还不成熟，早产儿与低体重儿更加明显，而这种不成熟或不完善的免疫状态一方面可能降低预防接种对早产儿与低体重儿的保护力，另一方面可能增大疫苗接种的风险。因此，在做出具体接种决定前，建议进行预防接种前评估，再决定是否进行该疫苗的接种。预防接种前评估一般在儿童保健科进行，通过评估能最大限度

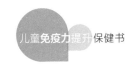

地确保孩子的安全，降低接种疫苗后出现不良反应的概率。

● 先心病儿童预防接种建议

先心病儿童由于心脏结构异常，或者由于合并引起免疫受损的综合征等，易患呼吸道感染、肺炎等疾病，更需要疫苗的保护。但对于患有先心病的孩子，在接种疫苗时一定要慎重，一般来说，患有先心病的孩子能否接种疫苗需要根据孩子的心功能情况来决定。如果孩子的心功能良好，只有小型室间隔缺损、动脉导管未闭、房间隔缺损等情况，那么进行预防接种不会对孩子的健康产生严重的不利影响，应该进行疫苗接种；但如果孩子的心功能情况不好，具有严重的心功能障碍，经常出现严重的心力衰竭或严重的青紫缺氧等症状，则应该禁止和延缓接种疫苗，可以等到其心功能恢复后，具有较好的身体状况时再进行补种。由于不同的先心病儿童的具体情况不同，心功能的损伤情况也不同，因此能否接种疫苗还需要详细咨询医生。

对于心功能情况比较好的先心病儿童，在接种疫苗时需要注意以下几点，以尽可能地降低先心病儿童接种疫苗后可能出现不良反应的概率。

- 先心病孩子接种前除常规的体检外，还应接受严格的心脏专科检查，包括心电图、超声心动图等。

- 选择在孩子身体状况好的时候，没有感冒、咳嗽、发热、皮疹、腹泻等不适的情况下进行预防接种。如有感冒、发热等不适，建议痊愈一周后再接种。

- 先心病儿童如果有营养不良或者消化系统功能紊乱的状况，则不适合接种疫苗。

- 先心病儿童如果是过敏体质，则需在接种前查明过敏原，避免接种含有该过敏原的疫苗。

儿童疫苗接种热点问题解答

孩子注射疫苗后可以洗澡、洗头吗？

答：注射疫苗后可以洗头。疫苗的注射
部位一般在上臂，洗头并不会对注射部位造成
影响，使其发生感染，但也需要在洗头时注意
保护注射部位，如使用无菌纱布进行包扎。此
外，还需要注意避免因洗头导致着凉、感冒。洗
头时应注意避免使用过凉的水，刚注射完疫苗
后，身体免疫力会有所下降，这时如果使用过凉
的水，很容易着凉，从而造成感冒。洗完头后也
应该及时吹干头发，避免湿发引起体温降低，或
者吹到冷风导致受凉，出现感冒、头痛等症状。

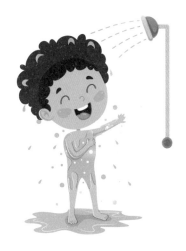

疫苗注射后24小时内应该避免洗澡，以免造成注射部位感染。建议家长
提前一天给孩子洗澡，做好清洁卫生工作。

孩子生病了，还能接种疫苗吗？

答：疫苗接种有绝对禁忌和相对禁忌，如果孩子存在有绝对禁忌的情
况，很多疫苗可能打不了。例如，未控制的癫痫、脑病、进行性神经系统
疾病，急性传染病患病期间或慢性传染病急性发作期间，患有严重心、
肝、肾疾病者等。

还有一些情况是相对禁忌的，不是不能打，而是需要推迟。例如，一些
急性病发作期间，如感冒、发热、腹泻或严重的湿疹等，在治疗期间不要着
急打疫苗，应等孩子痊愈一周后再考虑接种。

需要强调的是，对于患病的孩子，接种疫苗要注意疾病的影响及用药的
情况，综合考虑能否接种，家长一定要提前和医生做好沟通。

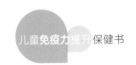

儿童**免疫力**提升保健书

错过疫苗接种时间，推迟接种会影响孩子的健康吗？

答：疫苗接种往后延迟，对于总体的疫苗接种效果影响并不会太大，只是推迟了接种疫苗产生保护效果的时间，而不会影响疫苗整体的、长久的保护效果。但是因为孩子的免疫力相对较低，又没有接种某种疫苗，孩子被这种传染病的病原微生物感染的概率就会增加。因此，建议家长按时带孩子前往接种点进行接种。并且有些疫苗比较特殊，如狂犬病疫苗，狂犬病致病率几乎是100%，一定要按时去打，以保证注射效果。

不同疫苗可以同时接种吗？

答：原则上每次最多可接种2种注射疫苗和1种口服疫苗，注射疫苗应在不同部位接种。具体安排请遵守当地规定及医生医嘱。

减毒活疫苗和灭活疫苗，哪种更安全？

答：灭活疫苗的稳定性比较高，保存比较方便，安全性较好。其制备方法是将病原微生物灭活，使病原体失去繁殖能力和感染能力，但是保留了刺激人体免疫应答的能力。但注射灭活疫苗后产生的免疫时间比较短，受种者需要再次注射该疫苗，或每隔一段时间就去医院加强注射一次，以产生比较满意的免疫效果。灭活疫苗通常适合患有免疫缺陷性疾病的患者注射，如艾滋病病毒感染者、恶性肿瘤患者等。

减毒活疫苗通过减弱病原体的致病力，模拟自然感染状态，刺激人体免疫应答，从而产生体液免疫和细胞免疫。减毒活疫苗中还留有残余的毒性，可能会导致某些个体出现不适反应，如免疫缺陷的患者可能会出现不良反应。但是减毒活疫苗的免疫效果强，在体内作用时间也比较长，通常只需要注射一次就可以达到很好的效果，并且具有相对稳定的免疫力。

灭活疫苗和减毒活疫苗各有优缺点，具体哪一种更安全，需要根据受种者的情况选择适合的疫苗。例如，有些孩子因疾病或者用药的缘故，只能接种某种工艺的疫苗（如灭活疫苗），这样安全性会更高一些。因此，对于患有某种疾病的孩子来说，建议在医生的指导下选择，以避免对身体造成不利影响。

联合疫苗和单独疫苗怎么选？

答：关于联合疫苗和单独疫苗，其实二者各有利弊。联合疫苗相比单独疫苗的好处在于接种一针疫苗就可以同时预防好几种疾病，可以大幅度减少孩子接种疫苗的次数，对孩子来说可以减轻痛苦，但相对来说价格贵一点，且如果孩子对其中一种疫苗过敏，较难分辨到底是对哪种疫苗过敏。

单独疫苗一次只预防一种疾病，如果孩子发生过敏或者不耐受，能清楚地判断是哪种疫苗的问题。

对于身体健康的孩子来说，如果经济条件允许，推荐接种联合疫苗，以减少接种的总剂次，减少皮肉之苦。

可以接种不同厂家的疫苗吗？

答：预防接种应尽量选择同一工艺、同一厂家的疫苗完成全程接种，这样对于同种抗原的刺激，机体会产生连续性反应。如果选择不同的厂家，疫苗抗原性可能会有所不同，机体对抗原的刺激可能达不到有效的连续性反应。只有遇到疫苗长时间断货、孩子异地接种等特殊情况，实在无法实现上述要求，才可以考虑更换厂家。

进口疫苗好还是国产疫苗好？

答：不管是国产疫苗还是进口疫苗，都是通过了国家卫生部门的严格检查，国家药监局才批准生产的，所以国产疫苗和进口疫苗都是安全的。国产疫苗与进口疫苗的差异主要在于其疫苗毒株及培养方法不同，因此它们产生的抗体数量、免疫时间长短、副作用可能存在一定的区别，家长可以根据自己的需求进行选择。

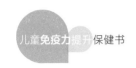

计划外疫苗到底打不打？

答：计划外疫苗都是本着自费、自愿接种的原则，因此家长可以选择性地给孩子接种计划外疫苗。计划外疫苗到底要不要打，这个问题困扰了很多家长，在这里给大家一些参考意见，希望对您有所帮助。

提倡接种水痘疫苗和HIB疫苗

水痘病毒在儿童中有高度传染性，主要传播途径为空气、飞沫、直接接触，该传染病常在幼儿园、学校中爆发。预防水痘病毒最理想的方法就是接种水痘疫苗。

B型流感嗜血杆菌简称HIB，主要通过空气、飞沫传播，5岁以下儿童，尤其是2月龄～2岁的婴幼儿很容易被传染，感染后可能会出现高热、肺炎甚至脑膜炎，因此建议接种HIB疫苗。

选择打流感疫苗和肺炎疫苗

流感是由流感病毒引起的一种急性、发热性呼吸道传染病，身体抵抗力差、反复呼吸道感染的儿童可以酌情接种流感疫苗。

肺炎由多种细菌、病毒等微生物引起，单靠某种疫苗的预防效果有限，一般健康宝宝不主张选用，但体弱多病的宝宝可选打23价肺炎球菌疫苗。

考虑打轮状病毒疫苗

轮状病毒感染是3月龄～2岁的婴幼儿病毒性腹泻最常见的原因，因此可考虑接种轮状病毒疫苗。

新生儿黄疸能不能接种疫苗？

答：一般来说，生理性黄疸、母乳性黄疸患儿在身体健康状况良好的情况下，可以按程序接种疫苗。病理性黄疸患儿在生命体征平稳后可以选择接种乙肝疫苗，暂缓接种其他疫苗，并建议前往专科门诊就诊，及时查明病因，再根据疾病恢复情况和评估身体状况后考虑是否进行疫苗接种。

有湿疹的孩子能不能接种疫苗？

答： 一般来说，轻度湿疹可以接种疫苗，但在接种时要避开湿疹部位。如果皮肤湿疹严重，且有渗出或皮肤感染现象，则需暂缓接种，建议临床治疗，待病情稳定后再接种。

有癫痫的孩子能不能接种疫苗？

答： 对于6个月及以上癫痫未发作的患者（癫痫已控制），无论是否在服用抗癫痫药物，都可接种所有疫苗。有癫痫家族病史者也可以接种疫苗。6个月内有癫痫发作的患者需要暂缓接种疫苗。

有惊厥史的孩子能不能接种疫苗？

答： 患有进行性神经系统疾病的儿童，如未控制的癫痫（近6个月内有发作）、婴儿痉挛症和进行性脑病，不应接种含有乙脑、流脑、百日咳等抗原的疫苗。对于单纯的热性惊厥、电解质紊乱（如低钙、低钠血症）等造成的一过性惊厥，在排除了神经系统原发疾患后，可以考虑按免疫程序接种各类疫苗，建议每次接种1剂次。

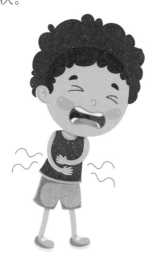

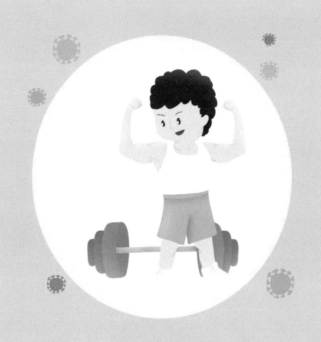

第5章

日常养成好习惯，•→
帮孩子提高免疫力

　　除了营养膳食，充足睡眠、运动、良好的精神状态都对提高免疫力有益。帮孩子养成良好的生活习惯，保持正常的作息规律、合理运动及积极的情绪，有利于提高免疫力。

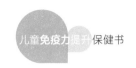

睡眠是良药，**睡得好，免疫力更强**

睡眠对每个人来说，都是不可缺少的"营养"要素，人只有每天睡得够、睡得香，身体才会健康。睡眠对提高人体免疫力、保障人体正常运转有着重要作用，对正处在生长发育时期的孩子来说更是如此。

睡眠对身体的作用

我们的一生，三分之一的时间都是在睡眠中度过的。睡眠是一种自然而然的生理状态，但睡眠质量却对我们的生长发育、健康、生活、学习等各方面起着至关重要的作用。

● 消除疲劳，恢复体力

睡眠是消除身体疲劳的主要方式。在睡眠期间，胃肠道及有关脏器处于休整状态，睡眠时人体的体温、心率、血压都会下降，呼吸会减慢，人体的基础代谢率降低，从而使体力得以恢复。更重要的是，睡眠时人体内部会合成制造身体所需的能量物质，以供活动时使用。

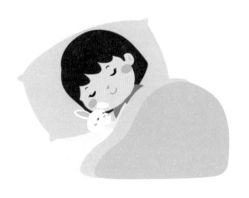

● 保护大脑，提高记忆

0～3岁的孩子中枢神经系统和大脑发育迅速，对外界接触到的各种信息会充分接收，所以我们常常会感慨：孩子几天不见，就发生了明显的改变。而大脑在睡眠状态下耗氧量大大减少，有利于脑细胞能量贮存和神经细胞修复，有利于恢复脑活力。如果孩子的睡眠时间不够，大脑得不到充分休息，接收和保存信息的能力就会下降，长此以往，睡眠不好的孩子自然就和睡眠好的孩子存在差距了。

● 增强免疫力

当我们的身体处在睡眠状态时，免疫系统处于活跃状态，有利于免疫细胞发挥更大的免疫作用，从而可以将侵入体内的细菌、病毒等消灭掉，提高人体的抗病能力。

● 促进生长发育

孩子睡眠不好还会影响身高和体重。研究表明，孩子在睡觉时的生长速度是醒着时的两倍多。这是因为孩子在睡觉时身体会分泌大量的生长激素，生长激素会刺激骨骼发育，正因如此，孩子才会长得快、长得高。

● 有助于心理健康

从心理学的角度来看，睡眠处在"生命金字塔"的最底端，是一种最低层次的需求，但如果这个需求长期得不到满足，就很容易引发精神上的问题，出现烦躁、易怒、精神萎靡、焦虑不安、情绪不稳定等问题。而良好的睡眠可以使人精神饱满、心理状态稳定。

睡眠好坏直接影响免疫力

在日常生活中，家长往往为了孩子健康，一味地加强其饮食营养，却忽略了睡眠这个能增强免疫力的重要因素。其实，睡眠除了可以消除疲劳、使人产生新的活力外，还与提高免疫力、抵抗疾病的能力密切相关。

有关研究发现，睡觉时即使受到轻微干扰，也能降低身体对抗流感病毒的能力。而那些睡眠质量较好的人，血液中的T淋巴细胞和B淋巴细胞均明显

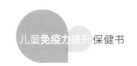

高于睡眠质量差的人，这两种淋巴细胞是人体内免疫功能的主力军。由此可见，睡眠质量与免疫力水平呈正相关，睡眠质量的好坏与免疫力直接相关。每晚睡眠时间少于5小时的人，相比每晚睡7~8小时的人，受到流感病毒感染的概率要高出82%。

孩子长到6个月之后，从母体而来的抗体逐渐减少，从母体中获得的免疫球蛋白和其他营养物质消耗殆尽，自身的主动免疫系统又尚未完善，处于"免疫功能不全期"，更容易受到病毒和细菌的侵袭。此时，更需要优质的睡眠来帮助孩子提高主动免疫能力，提高抗病能力。

孩子每天睡多久才够

充足的睡眠不但可以促进生长激素分泌，帮助孩子长高，而且有助于提高免疫力。不同年龄段的孩子，每日所需的睡眠时间也不同，如下所示。

新生儿	新生儿每天需要18~20小时的睡眠时间，刚出生的前几天可能还会睡得更长一些。每个睡眠周期约45分钟。在一个睡眠周期中，浅睡眠时间和深睡眠时间各占一半。
2~3月龄	2~3月龄的婴儿每天需要16~18小时的睡眠时间，白天小睡4次左右，每次1~1.5小时，夜间要睡10~12小时。
4~6月龄	4~6月龄的婴儿每天需要15~16小时的睡眠时间，白天小睡减少到3次左右，每次小睡的时间慢慢变长。

7～12月龄	7～12 月龄的婴儿每天需要14～15小时的睡眠时间。白天睡长觉的可能性增加，形成每天2～3次规律的小睡，一般是上午睡 1 次、下午睡 1 次，每次睡1～2小时。夜间睡眠时间为10～12个小时。
1～3岁	1～3岁的孩子每天需要12～14小时的睡眠时间。一般来说，白天会睡2次，上午、下午各1次，每次睡1～2小时，夜间睡眠时间为10～12小时。
3～6岁	一般来说，3～6岁的孩子每天需要12个小时左右的睡眠时间，其中晚上睡眠时间为10～11个小时，白天睡眠时间为1～2个小时。
6岁以上	6岁的孩子每天需要10～12个小时的睡眠时间，并且很多孩子这时候已经不需要白天的小睡。7～13岁为学龄儿童，夜间睡眠时间在9～10小时或者再长一点。中学生每天应保证 8～10 小时的睡眠时间。

当然，每个人每天所需的睡眠时间与人的性格、健康状态、生活环境等因素相关，因此睡眠时间会因人而异。但是为了孩子的健康，家长还是要保证孩子的睡眠时间，这样才能提高孩子身体的抗病能力，使其健康成长。

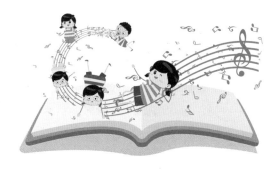

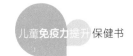
养成好的睡眠习惯，孩子更健康

睡眠对于孩子来说，不仅可以帮助恢复精力和体力，促进神经系统发育，有助于稳定情绪，改善学习能力、记忆力和专注力，提高免疫力，还能促进生长激素分泌，有助于身高增长。那么，如何才能确保孩子睡得好呢?

养成规律的睡眠习惯

孩子的作息要规律，宜固定就寝时间，按时睡觉，定时起床，形成有规律的生物钟。节假日也要保持固定、规律的睡眠作息。

建立一套规律的睡前程序

家长在孩子较小的时候就要开始培养其独立入睡的习惯，就寝前可安排3～4项睡前仪式化的活动，如洗脸洗脚、如厕、讲故事、说晚安等。活动内容要固定有序、温馨适度，活动时间控制在20分钟以内比较合适。活动结束时，尽量使孩子处于较安静的状态。每日坚持一致，让孩子形成条件反射，这样才能快速入睡。

白天进行适量运动

白天进行适量运动，可以帮助孩子改善夜间睡眠质量，使深睡眠时间增多。而且如果白天的活动量大，晚上就能更快地进入梦乡，如此便能提高睡眠效率。但睡前一定不能让孩子运动，这样会使孩子过度兴奋，提高交感神经系统的兴奋性，导致入睡困难。

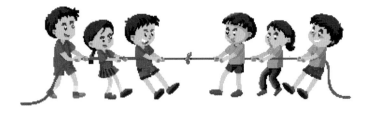

营造良好的睡眠环境

睡眠环境包括光线、声音、温度、湿度、色彩、心理因素等。

- 人体内的生物钟和生理节律受光的影响，光线通过控制松果体分泌褪黑素，影响我们的睡眠和情绪，因此不管是大人还是孩子，睡觉时都应关灯。

- 一般来说，噪声应控制在 40 分贝以下，超过 50 分贝将会影响睡眠和休息。孩子睡觉时，家长要为孩子提供低噪声的睡眠环境，这样才有利于孩子快速入睡。

- 人体在 24℃的环境中最易进入睡眠状态，因此卧室温度不宜过高或过低，以 20 ~ 30℃为宜。

- 人体最适宜的相对湿度是 60% ~ 70%，如果卧室使用空调或暖气，应注意维持室内的湿度。若室内过于干燥，可以使用加湿器来提高湿度。

- 心理学认为，颜色能够极大地影响人的心情和行为，卧室的颜色也会影响我们的睡眠质量。卧室最适合选择柔和的色调，所以家长在为孩子布置卧室时，也要充分考虑这一点。

- 睡前如果心情不好，必定会难以入睡或影响睡眠质量。因此，睡前家长千万不要批评孩子，否则会让孩子睡意全无。

睡前不要吃得太多

孩子的肠胃功能还未发育完善，睡前吃得太多会加重胃肠道的负担，不仅容易消化不良，还会影响睡眠质量。

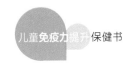

合理运动，**轻松提高免疫力**

运动不仅能增强孩子的体能，促进其生长发育，更有利于大脑的发育，还能提高孩子的免疫力。家长要培养孩子从小锻炼身体的兴趣与习惯，让孩子能够健康成长。

运动对孩子的重要性

- 提高免疫力：运动可以促进免疫系统的发育，提高孩子的免疫力，从而使他们更不容易患上传染病。

- 增强心肺功能：运动可以促进心脏与肺部的发育，增强心肺功能，使其有更强的耐力。

- 改善睡眠：有规律的运动有助于提高孩子的睡眠质量，让他们晚上睡得更香。

- 增强学习能力：有规律的运动能够帮助孩子在学习上有更好的表现，增强学习能力和专注力。

- 改善肥胖状况：运动可以帮助孩子有效燃烧脂肪，改善肥胖状况，促进身体健康发育。

- 活跃大脑：运动有助于孩子的大脑发育，增强记忆力，提高解决问题的能力。

- 锻炼活力：运动能够帮助孩子调节精力，提高活力，让他们有更多的精力去学习。

- 增强心理抗压能力：运动能够有效减轻孩子的压力，增强其心理抗压能力，让孩子能够更好地应对生活中的压力。
- 增强自信：在运动中，孩子会遇到挑战，在不断尝试挑战、不断取得进步后，他们会慢慢习惯取得胜利，从而提高自信。
- 提高社交能力：在运动中可以和他人一起沟通、交流，有利于提高孩子的社交能力，拓宽孩子的朋友圈。

不同年龄段，运动强度不相同

运动不仅能锻炼身体、磨练意志，还能提升大脑和运动神经等身体机能的发育，因此家长应多引导孩子进行适当的运动。但孩子的身体和发育特征与成年人不同，在进行体育锻炼时，要从孩子的实际情况出发，选择适合的运动项目，运动强度也需要在孩子可接受的范围之内。切不可一味地要求孩子运动，而忽略孩子自身情况，这样反而会损害孩子的身体。

一般来说，按照孩子不同年龄和自身条件，可以将运动分为轻度运动、中度运动和重度运动三种。

● 0 ～ 1 岁：被动、轻度运动

对于刚出生几个月、没有自主行动力的孩子来说，他们适合通过被动运动的方式来锻炼，也就是由家长带着孩子运动，如抚触按摩，家长摸摸孩子的面部、腹部、四肢、背部等，这样不仅能增进亲子关系，带给孩子安全感，对孩子的神经系统发育也大有益处，还可以帮助孩子改善消化、促进睡眠、增强抵抗力等。

到了孩子能够爬或翻身的时候，家长可以每天让孩子练习爬行、翻身、抓物、摇头等动作。

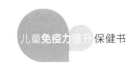
对于0～1岁的孩子，家长应多带其做轻度运动，从而为后期的运动做准备。

0～1岁孩子运动能力指标

- 1个月：俯卧时能抬头45°，腿、臀双侧动作对称等同。

- 2个月：俯卧时能抬头，竖抱时头部可以稳住一下子，会吸吮大拇指，视线能随目标移动90°。

- 3个月：俯卧时能把头和肩膀抬起，双手手掌能完全松开，能触摸或捧住玩具。

- 4个月：坐着时抬头较稳，俯卧时能抬头90°，会翻身，两手能往身体中央靠拢，能以四指并拢的方式抓握或摇晃玩具。

- 5个月：坐着时头不下垂，俯卧时能打转，会用手抓物。

- 6个月：会坐，会匍匐爬行，会用两手同时抓物，能用拇指和四指把小物体捡起来。

- 7个月：能独立坐稳，会从俯卧转向仰卧或从仰卧到俯卧翻身，能将玩具从一手转到另一只手。

- 8个月：能手膝着地爬行，做出拍手、再见等动作，能玩滚球的游戏。

- 9个月：能扶着床栏或家具站立，会用食指指物和戳东西，会把玩具放进箱子里再倒出来。

- 10个月：能坐稳，自己能扶站，可以用拇指和食指拿取小物品。

- 11个月：扶站时能把脚提起片刻，喜欢敲击物体使其发出声音，能够堆好几块大积木，能按大小顺序摆放三个以内的套碗、套盒。

- 12个月：会用一只手扶着走，膝盖不着地爬行，双手能将物体放入盒内。

● 1～3岁：轻度运动

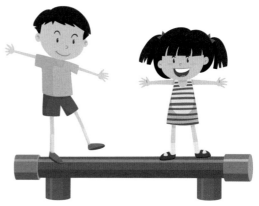

1～3岁的孩子已具备基本的行走与自主行动能力。这个时期的运动，宜选择能锻炼孩子肌肉发展，以及能够帮助提高孩子运动协调能力的活动。总体来说，就是以玩为主，适当加长每天的运动时间，加大运动量，让孩子在玩耍中锻炼身体。这一时期的孩子缺乏安全意识和自我保护能力，因此应该选择一些简单的运动，如爬行、跑、跳等运动形式，也可以多带孩子进行户外运动，抛球和掷球、玩滑梯、玩沙子、散步等都是不错的选择。

1～3岁孩子运动能力指标

- 1～1.5岁：能独立行走、蹲下站起，能搬运小物体走，能走平缓的小斜坡，扶着大人的手能跑几步，能爬过障碍物，扶着栏杆能爬楼梯。

- 1.5～2岁：能扶栏杆上下小滑梯，能按指示方向行走，能走较低的平衡木，能跨门槛，能追随物体跑，能扶着手或栏杆跳，可以做到有目标地投掷。

- 2～2.5岁：能用脚尖短时间站立，能轻松地跑，能踢球，能骑三轮车绕过障碍物，能单腿向前跳，能够单独上下楼梯。

- 2.5～3岁：能快跑，能一只脚站立并持续几秒钟，能用两只脚逐级上台阶，下楼时能用同样的脚下台阶，能爬梯子和小滑梯，能模仿多种动物的动作。

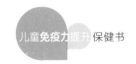

3～6岁：轻中度运动

随着年龄的增长，孩子的活动能力也在加强，这一阶段的运动时长可以逐渐加长，运动类型也可随之丰富起来。3～6岁是培养孩子运动兴趣的好时机，大脑发育和身体机能也在逐步完善，家长应好好利用这一时机，多和孩子一起进行体育锻炼，增进亲子关系的同时，让孩子产生运动兴趣，帮助孩子爱上运动。

这一时期的运动以身体练习为主，并进一步强化孩子对自身的控制能力及操控物体的技能。运动类型建议主攻弹跳类运动，如爬、跑、跳、投等，这些运动能更好地刺激大脑发育，还有助于孩子长高。但要注意由少到多、由简入繁、由易到难地逐步增加锻炼项目，并兼顾多种项目结合进行，使孩子的身体得到全面锻炼。3～6岁的孩子处于平衡性、柔韧性发展的灵敏期，此阶段可进行平衡性和协调性、柔韧性训练。

推荐运动：跳绳、踢球、攀爬、骑自行车、袋鼠跳等。

3～6岁孩子运动能力指标

- 3～4岁：能双脚灵活地交替上下楼梯，能身体平稳地双脚连续向前跳，能沿着地面直线或在较窄的低矮物体上走一段距离，能双手向上抛球，能单手将沙包向前投掷2米左右，能单脚连续向前跳2米左右，能快跑15米左右。

- 4～5岁：能以匍匐、膝盖悬空等多种方式钻爬，能助跑跨过一定高度的物体，能与小伙伴玩追逐、躲闪跑等游戏，能连续自抛自接球，能单手将沙包向前投掷4米左右，能单脚连续向前跳5米左右，能快跑20米左右。

- 5～6岁：能以手脚并用的方式安全攀爬登架，能连续跳绳，能连续拍球，能躲避他人投过来的球或沙包，能单手将沙包向前投掷5米左右，能单脚连续向前跳8米左右，能快跑25米左右。

● 6 ～ 12 岁：运动多样化

6岁以上的孩子，经过第一个生长发育高峰，他们的身体得到了快速发育，肌肉协调性明显增强，肌肉力量也逐步增强，骨骼也变得更加粗壮，能接触更多复杂的运动。运动强度可以从轻度运动到中度运动，再到重度运动，在时长上也可以逐步加长。

此阶段孩子的力量、速度、耐力及灵敏性都有了一定的基础，能够轻易地提高运动速度和协调性，可以通过跑动、跳跃、投掷、攀登等方式获得更多的提升体能的机会。这一阶段如果能让孩子积极活动，他们将学会各种不同的运动技能和游戏能力，并将影响孩子的一生。

推荐运动：篮球、跳舞、游泳、乒乓球、羽毛球、网球等。

必须强调的是，家长要积极参与到孩子的运动中，这不仅有利于建立良好的亲子关系，还能鼓励孩子持之以恒地参加运动，养成良好的运动习惯。当然，孩子在运动的同时要有充足的营养支持，并做好运动防护措施，从而避免运动损伤。

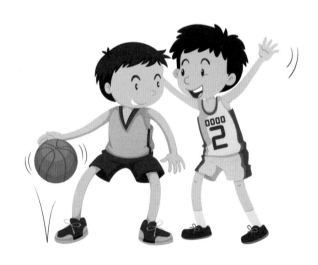

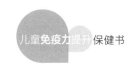
适当户外运动好处多

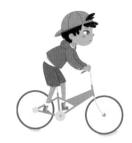

如今，很多家长从周一到周五都一直忙于工作，没有时间带孩子进行户外运动，到了周末，孩子又需要完成作业，也无法享受阳光的温暖，呼吸不到新鲜空气。其实这样对孩子的身心发展是极为不利的。适当的户外运动有助于孩子强身健体，减少和预防疾病的发生，促进心理健康发展，有助于加强安全教育并增强孩子自我保护意识。

● 可以提高免疫力

孩子正处在快速生长发育的时期，身体各器官、各系统的发育尚未成熟、完善，对外界环境的适应能力较弱，容易受到各种自然因素的影响。而户外运动是以阳光和新鲜空气为伴，以个体或群体的方式，动用全身感官共同参与的活动，经常让孩子参加户外运动，感受空气温度的变化，有利于孩子冷热应变能力的提高，从而增强自身的免疫力。因此，经常在户外运动的儿童，身体结实，不怕风寒，一年四季较少生病；而夏天怕热着、冬天怕冻着的孩子的身体反而娇嫩，对季节的交替变化不能适应，每到换季的时候就容易感冒、咳嗽。

● 有利于生长发育

户外运动对增强呼吸器官功能、增强心脏活力、提高机体各组织器官功能、促进生长发育都有好处。户外空气新鲜、阳光充足，孩子可以获得充足的氧气和阳光，不容易缺钙。日光中的紫外线可以增强关节和肌肉的活力，紫外线还会促进人体产生维生素D，能预防小儿佝偻病，对处于生长发育阶段的儿童尤为重要。

● 有利于预防近视

在现在这个互联网发达的时代，孩子也会接触到手机或电脑等电子产品，这严重影响到了孩子们的视力。户外运动是最简单的预防近视的方式，充分接触阳光可以有效地保护视力，家长要多带孩子进行户外运动，可以有效预防近视。

● 促进心理健康发展

活泼好动是孩子的天性，几乎所有的孩子都喜欢户外运动，这不仅能够让他们精神焕发、心情愉快，还能够增强他们的自信心，有利于其良好性格的养成。孩子在户外运动中放松心情，得到情感的宣泄，心情更加愉悦，视野更加开阔，有助于心理健康。

● 促进认知的发展

户外运动能够让孩子逐渐认识和了解外部环境，认识到事物的前因后果，从不同的角度去理解事物的内在联系，积累丰富的表象和感性经验，促进想象力和思维能力的发展，提升认知。户外运动不再束缚于教室，孩子更多的时候是运动的主动参与者，因此能够更加主动地发挥想象力，锻炼动手能力，这样有利于提高孩子的注意力和创造性，使孩子的思维更活跃。

适合和孩子一起进行的户外运动有以下几种。

球类运动	球类运动的玩法很多，如运球、投球、踢球、接球、拍球、传球等，每一种玩法都能让孩子的全身得到锻炼，起到强身健体的作用，也能促进手、眼协调能力，提高孩子的判断能力，促进大脑发育。
放风筝	准备一个小风筝，天气晴朗的时候，和孩子一起放风筝，让孩子体验放风筝的快乐，锻炼孩子的动手能力和肢体协调能力。注意不要让风筝线划破孩子的皮肤！

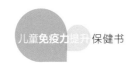

野餐	带孩子进行野餐，不仅能够锻炼孩子的动手能力，还能提高孩子的适应能力和抗挫折能力。时常和孩子出去野餐，能让孩子的身心得到放松，在体验欢乐时光的同时，也认识到美好生活的来之不易。需要注意的是，野外用餐要注意防火，尽量不要用明火。
钓鱼	一家人拿着渔具，耐心地坐在河边，等待鱼儿上钩。钓鱼这种活动需要平心静气、不急不躁、从容不迫，这些特点对孩子的性格形成有很大的帮助，也有利于控制和消除各种不良情绪。但垂钓是在水边进行的，必须要注意安全，防止落水的发生。
摄影	家长可以教孩子摄影，让孩子对事物的看法产生多样的分析和联想，这样有利于培养孩子观察事物的能力，提高形象思维能力和逻辑思维能力，从而促进智力发展，还能让孩子善于发现生活中的美。
春耕秋收	家长和孩子一起去参加一些春耕秋收的活动，让孩子参与劳作，让孩子体验大自然的魅力，培养孩子吃苦耐劳的精神，并让他们知道粮食的来之不易。

游戏也是运动

运动是孩子生长发育的原动力，科学合理的运动不仅可以帮助孩子长高，提高孩子的抵抗力，还能促进其智力发展，帮助孩子形成健康的心理。游戏是孩子最好的运动，尤其是针对学龄前的儿童，机械式的锻炼不符合孩子的身心发育特点。追逐、嬉戏是孩子最主要的运动方式，只要保证了时间和强度，游戏的运动量其实一点也不小。

● 适合和孩子一起做的亲子游戏

适合1～2岁孩子的亲子游戏

踩影子游戏

关键词： 肢体协调能力、反应能力、视力发展。

准备工作： 选择阳光充足的户外场所，家长事先和孩子聊聊关于影子的话题，告诉孩子什么是影子、影子从哪儿来、影子是怎样产生的……

游戏过程：

家长带孩子在阳光充足的户外玩耍的时候，注意观察孩子的影子，装作不经意间靠近他的影子，并站在上面说："哇！宝宝，我踩到你的脚了！"

宝宝可能会四处查看并跳开，他的影子也跟着挪开。

家长可以跟着宝宝跳起来，继续去踩他的影子。一直追逐、一直跳，直到孩子明白你在做什么。

孩子也会试着去踩爸爸妈妈的影子。这时家长可以先慢慢跑，待孩子快要追上时再灵巧地闪开，让孩子既能体验到即将成功的喜悦，又不至于太疲惫。

也可以和孩子互相踩影子，比一比谁不被对方踩到，踩到就输了。

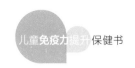
游戏目的:

踩影子游戏有助于促进孩子视力的发展,增强孩子的反应能力、认知能力和探索能力,同时还能提高孩子肢体协调能力、锻炼行走的稳定性。

藏猫猫和追逐游戏

关键词:运动能力、亲子交流。

准备工作:孩子精力充沛的时候,选择空旷的场地。

游戏过程:

告诉孩子由妈妈扮演羊妈妈,宝宝扮演小羊,爸爸扮演大灰狼。妈妈带着孩子躲起来,爸爸一边说着"小羊小羊你在哪里",一边寻找"小羊"的藏身之处。孩子被找到后,爸爸大笑着张开双手假装向孩子扑去,妈妈立刻告诉孩子"咱们快跑",引导孩子"逃跑"。 最后爸爸抓住孩子搂得紧紧的,并说"我要吃掉小羊咩咩",激发孩子的愉快情绪。

游戏目的:

玩这个游戏时,孩子全身肌肉的运动能力得到了锻炼,也体验了与爸爸妈妈一起玩游戏的快乐,可以增进亲子感情。

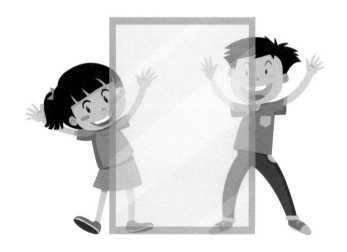

适合 2~3 岁宝宝的亲子游戏

双脚夹球游戏

关键词：身体运动、灵活性。

准备工作：彩色气球 2 个，纸盒或小筐 1 个，垫子 2 块，小玩具若干。

游戏过程：

选择阳光充足的户外场所，铺好垫子，把工具摆放在周围可以用手够得到的地方。

家长和孩子一起坐在垫子上，脱掉鞋子，用两手撑地，先尝试用双脚夹住玩具。家长先示范，让孩子跟着学。

夹过若干玩具以后，再进行夹球游戏，用双脚夹住彩色气球。

等到孩子可以顺利地把彩色气球夹起来以后，再进行传球游戏。家长和孩子之间保持合适的距离，然后用力将球传送给孩子，让孩子用双手的力量去接球，注意不要用力过猛。

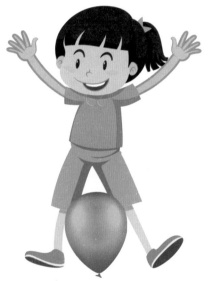

待孩子接到球后，再将球放在双脚中间，用力传给家长，家长用双手去接球。一来一回抛接气球，直到孩子越来越熟练为止。

游戏目的：

这个游戏能够通过两臂支撑身体、双脚夹球，以及弯曲屈膝、伸腿、抬脚等动作，锻炼孩子双臂和脚部力量，尤其能够锻炼双脚的灵活性，对练习走路、爬行等都有益处。

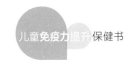

猜拳上楼梯游戏

关键词：规则理解、身体动作。

准备工作：公寓、公园等有台阶的地方。

游戏过程：

选择一处有台阶的场地，玩之前，先和孩子讲明规则，即玩石头剪刀布，赢的人可以上一级台阶，输的人则要在原地保持不动。

反复进行，谁先把楼梯全部爬完谁就是最终胜利者。

如果孩子赢了，要给予适当的奖励；如果孩子输了，家长要适时给予安慰，或者如果时间允许的话，和孩子再玩一次这个游戏。

猜拳上楼梯的同时，还可以教孩子数台阶。

游戏目的：

这个游戏不仅锻炼了身体，还能帮孩子树立正确的胜负观念，让其今后有能力独自面对和接纳失败，同时也培养了规则意识。

适合3～6岁宝宝的亲子游戏

顶球游戏

关键词：肢体配合、跳跃能力。

准备工作：准备好绳子、气球和打气筒。

游戏过程：

家长教孩子吹气球的技巧，一起吹气球，也可以教孩子用打气筒给气球打气，能锻炼孩子的手臂肌肉。

将吹好的气球用绳子固定在比孩子高10～20厘米的地方，然后准备开始顶球游戏。

家长可以先做示范，双脚离地向上跳，用头去顶球，然后鼓励孩子试一试。

家长和孩子轮流顶球，看谁在规定时间内顶气球的次数多，谁顶得多就算谁获胜。

如果想增加游戏的乐趣，家长可以拿着气球往孩子头上抛，孩子跳起来顶球。然后角色互换，由孩子抛球，家长顶球。看谁在规定时间内顶到的气球次数多，谁顶到的多谁就获胜。

游戏目的：

孩子在顶气球的过程中，不仅需要跳跃，还要找准气球的位置，这样能锻炼孩子的跳跃能力，考验动作的灵活性及肢体的配合，孩子的反应能力也能得到提升。

玩轮胎游戏

关键词：反应能力、弹跳力。

准备工作：准备一个废弃轮胎。

游戏过程：

家长和孩子相对而立，让轮胎在两人之间来回滚动。可以向前滚、向后滚、向左滚、向右滚。

家长教孩子用力将轮胎滚出去，再迅速追上它，把轮胎截住。

轮胎平放在地上，教孩子左右脚轮流跳入轮胎中心，再跳出来，单脚跳、双脚跳均可。

游戏目的：

利用轮胎本身的多种功能与可变性，设计多种玩法，全面锻炼和提高孩子的反应能力、跳跃能力，有利于增强孩子的身体素质。

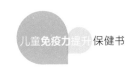

不要忽略情绪对免疫力的**影响**

免疫力与我们的情绪关系密切，紧张、焦虑、失落、伤心等消极情绪会导致免疫力下降，而快乐、愉悦、放松的情绪可以让免疫力保持最佳状态。

情绪会影响免疫力

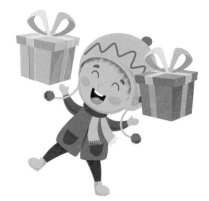

情绪是人们从事某种活动时产生的一种心理状态，情绪的改变不但能影响人体的生理功能，甚至还能影响人体的免疫功能，从而引起疾病。医学研究证实，人体在心理超负荷状态下，体内自主神经功能和内分泌系统会出现剧烈变化，可以使人体的免疫力降低。这是因为免疫抗体浓度的变化与自主神经功能的改变有关，自主神经功能失调，可导致免疫机能减退。有关研究证明，长期保持积极、乐观的生活态度，可以让机体的免疫球蛋白数量显著升高，人体的免疫应答能力也会随之增强；相反，如果长期保持消极的生活态度，那么机体的免疫应答能力就会显著降低，容易引起各种炎症反应。再者，免疫抗体主要由蛋白质构成，长期情绪不好会导致食欲减退和消化功能障碍，造成营养不良，特别是蛋白质和维生素的缺乏，这样就会使免疫抗体的形成受到影响，从而导致免疫力下降。

从异常行为发现孩子的情绪异常

孩子自出生起就逐渐有了自己的心理活动，且随着年龄的增长，心理活动越来越丰富。由于孩子年龄尚小，还不能像大人一样用语言准确地表达自己的想法，常常要依靠声音、姿态、动作、表情等来表达内心的感受，因此，家长平时要仔细观察，学会识别孩子的情绪，从孩子的异常行为中发现孩子的心理问题。

睡眠不好　一向睡眠很好的孩子，如果突然出现难以入睡、经常半夜醒来哭闹，或者睡觉时突然惊醒、哭泣等，可能说明他正承受着过度的恐惧和悲伤等情绪，承受着难以排解的心理压力。

过度敏感　如果孩子原本性格随和，但突然变得异常敏感，还会经常感冒、咳嗽，可能说明他正承受着过度的忧伤情绪。

食欲减退　长期的食欲减退可能会导致孩子不爱吃饭甚至拒绝吃饭，如果出现厌食而又找不到肠胃或消化方面的问题时，可能是孩子出现了某种无法化解的情绪。

有攻击行为　如果孩子突然变得充满了暴力倾向，一不高兴就咬人、打人、推人，仿佛对周围的小伙伴或家人充满了仇恨，显得很没有耐心，这可能是他的心情很压抑，精神压力很大。

突然变得十分胆小　孩子突然害怕自己一个人睡，害怕接触陌生人，也不敢和小朋友们玩耍，对任何事情都充满了恐惧，这可能说明孩子正在承受着恐惧的情绪。

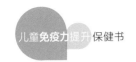
说谎和欺骗	原本不撒谎的孩子突然谎话连篇，夸大或扭曲事实，这可能是孩子焦虑和情感得不到满足的表现。
莫名哭泣	如果一个本来不怎么爱哭的孩子并非因为饥饿、疼痛、疲劳或其他不适而经常莫名其妙地哭泣，则很可能是孩子正在下意识地以这种方式释放来自内心的压力。

如何培养孩子的好情绪

身边有很多家长对于孩子的智力开发非常重视，却很少关注如何帮助孩子培养良好的情绪。如果孩子无法正常表达自己的情绪，那么就很容易产生一些极端的心理问题，进而给身体带来伤害。因此作为父母，我们要注重孩子好情绪的培养，当孩子出现不良情绪时一定要重视起来，正确引导，促进孩子心理的健康发展，这样身体才会健康。

● 建立和谐的家庭氛围

家庭是孩子成长的第一环境，长期处于气氛和谐的家庭中的孩子，往往表现为精神振奋、性格豁达、活泼乐观、充满自信；相反，如果孩子长期生活在压抑的家庭氛围里，就会表现为缺乏热情、性格内向、感情脆弱，甚至有严重的心理障碍。

● 给予孩子足够的关心

研究证明，家长长期爱抚、关心孩子，给孩子体贴入微的照顾，满足其合理要求，能够激发孩子的安全感、依恋感，有助于孩子形成活泼、开朗、自信的性格情绪特征，同时还能使孩子与父母在共处时有良好的情绪反应。

● 丰富良好的情绪体验

当孩子受到坏情绪的影响时，家长应耐心细致地引导并鼓励孩子说一说自己的想法，真实、积极地表达自己的情绪感受，同时父母要帮孩子分析这些坏情绪的原因，再进一步引导孩子学习如何正确处理、排解这些坏情绪。家长可以在情绪安抚的基础上，帮助孩子一起分析、找寻解决难题的好办法，帮助孩子在自主解决难题的过程中获得自信、愉悦的成功体验。

● 父母要以身作则，做好榜样

父母是孩子的第一任老师，孩子的情绪很大程度上来自父母。如果父母的情绪是平稳的，心态是豁达的，对孩子是尊重的，行为是具有理性的，会使孩子的身心得到健康发展。作为家长，平时要注意保持良好愉悦的心情，尽力营造宽松、民主、和谐的家庭氛围。家长要切忌当着孩子的面大声争执、指责，甚至对孩子大吼大叫，这些不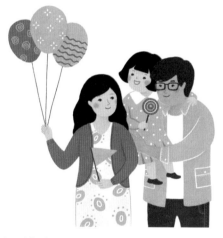良的情绪宣泄将对孩子产生不同程度的心理伤害。

● 与孩子建立平等的朋友关系

家长要学会倾听孩子的心声，了解孩子内心的情绪感受，做孩子的知心朋友。如果孩子碰到某些问题，家长应与孩子共同分担，同时也要给予孩子表达情绪感受的机会，帮助孩子合理发泄情绪，可采取让孩子适度宣泄的方式，也可与孩子促膝谈心，使其达到心理平衡。

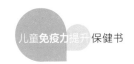
● 对孩子进行科学的教养

在生活中，帮助孩子养成有规律的作息，如早睡早起、保持充足的睡眠、坚持锻炼身体等，这样有利于孩子形成稳定平和的良好情绪。

及时帮孩子疏导负面情绪

每个孩子都会有负面情绪，当孩子有了负面情绪时，他们可能会发脾气、哭泣，或者通过一些极端的方式表现出来。作为家长，当孩子出现负面情绪时，如何帮他们疏导呢？

● 孩子出现负面情绪的原因

需求未能得到满足	低年龄的孩子很容易因为需求未能得到满足而产生负面情绪。例如，家长陪伴孩子的时间太少；家长只关注孩子的学习习惯和学习成绩，对孩子感兴趣的事物提出批评或反对等。 年龄大一点的孩子，随着自我意识的不断发展变化，他们的物质需求、心理需求越来越明显，例如，想看一些自己感兴趣的短视频，想玩自己喜欢玩的游戏，想买一些自己喜欢的化妆品、饰品等，而通常孩子的这些需求很难被家长或老师理解，这时孩子也会产生负面情绪。
受到委屈未被关注	自从孩子进入幼儿园或学校后，每天都会接触更多的人，会遇到更多的事，在与小朋友们的相处过程中难免遇到不公。当孩子遇到不公、受了委屈、不被理解、不被关注时，这些负面情绪就会慢慢积累，积累到一定程度后就会流露或爆发出来。

没能达到
预定目标

所有孩子的内心都是积极向上的，但在实际生活和学习过程中，很多孩子并不是一帆风顺的。例如，坚持学习了很久的才艺，比赛时却没能取得好成绩；每天努力学习，学习成绩却一直平平或不能获得家长或老师肯定；因为体育成绩不太好，没有评上三好学生等。这时孩子心里就会产生一些低落的情绪，如果这些情绪又未能及时得到释放，那么负面情绪就会累积起来。

● 如何帮孩子疏导负面情绪

充分地
理解孩子

当孩子伤心、难过的时候，很多家长只是简单地询问一下，或者和孩子讲道理，或者安慰一下孩子的心情，这种做法往往无法真正疏导孩子的负面情绪。

在孩子的语言表达能力还没有健全之前，他们不懂得如何去表达自己的情绪，也不知道用什么词语来形容自己内心的变化，这时就需要家长充分地理解孩子，站在孩子的角度思考问题，理解孩子，这样才能真正帮助孩子疏导这些负面情绪。例如，看到其他小朋友有很多礼物，而自己没有时，孩子会很生气，家长可以对孩子说："宝贝，你也想得到那么多礼物，所以会觉得很不公平，现在有点难过又有点埋怨，对吗？"

鼓励孩子主动
说出自己的感受

理解孩子，在家长的引导下，让孩子吐露自己的心声，家长耐心倾听孩子内心的想法。家长要用尊重孩子的心态去倾听他们的心声，这样才能大大减轻孩子本就不堪重负的心理压力，也有利于孩子大胆地把自己的心理压力

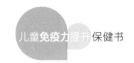
说出来。千万不要想当然地按照自己的意愿和想法去揣摩和猜测孩子的心思。

让孩子合理地表达自己的情绪

家长可以在孩子刚刚能表达不同情绪时，告诉他们情绪有很多种，如喜、怒、哀、乐、羞、怕、惊等，每种情绪在不同的场合所表达出来的意思也不尽相同，每个人会产生各种不同的情绪，并告知孩子当前正在经历的情绪状态，点明当天的情绪波动属于哪一种情绪。只有让孩子了解了自己的情绪，他们才能正确地表达出自己的情绪，当孩子能够用一个明确的词汇去描述自己的情绪时，是很有利于左右脑的整合和对情绪的总体管理的。

和孩子分享自己的情绪经历

不光是孩子，我们大人也难免会在遇到压力时产生负面情绪。家长遇到巨大压力时采取的处理方式，会给孩子一个潜移默化的影响。如果家长采取消极的处理方式，孩子今后在压力面前也会用消极的处理方式来放任负面情绪的蔓延；如果家长采取积极的处理方式，孩子今后在压力面前也会用积极的处理方式来避免焦虑的扩大。因此，家长一定要给孩子做正确的示范。

此外，家长还要不断敞开心扉，去和孩子分享自己的情绪经历。尤其是在面对嫉妒、恐惧等难缠的负面情绪时，可以和孩子讲一讲自己是如何克服的，并告诉孩子一些应对的方法，这样有利于带领孩子走出负面情绪。

教孩子如何应对负面情绪

在鼓励孩子讲出内心的感受和想法后，家长还可以给孩子讲一讲与负面情绪相关的常识。例如，对于孩子惧怕的某种事物或现象，常常是因为对这个事物或现象不了解，一旦明白了真相，其恐惧心理便会自然消除。

也可以和孩子一起参加有助于身心放松的活动。如果孩子是因为学习方面的原因而导致心理压力过大，我们可以和他们一起去听听轻音乐、画几张画、看看爱看的书、打打球、下下棋、散散步等，这些都是不错的减压方式，能有效缓解孩子过大的心理压力。

还可以通过运动来调节负面情绪。运动可以促使机体合成产生更多的血清素，血清素水平的高低不仅可以调节人的情绪，还可以控制睡眠和食欲，而良好正常的食欲和睡眠可以帮助人们缓解和击退负面情绪。家长可以在孩子情绪平静后，或者孩子情绪低落时，提议一起去跳跳绳、打打球、游游泳或散散步，让运动帮孩子调节情绪。

当孩子情绪很激动时，家长可以教孩子尝试用深呼吸和缓慢计数的方式来舒缓心理压力。

当孩子难过的时候，可以让其深吸一口气，然后呼出去，如此循环反复几次，就能帮助孩子缓解紧张的大脑神经，达到放松身心的目的。

缓慢计数可以让孩子进入一种冥想状态，眼睛微闭，慢慢地从1开始数数，数到自己能够感到很放松的状态就可以了。

也可以把深呼吸和缓慢计数这两种方式结合起来，这样能更好地舒缓孩子的情绪，能很快地帮助孩子平复心情。

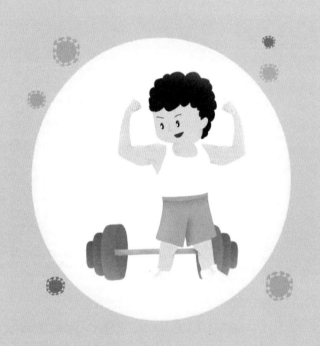

第6章

专家详解免疫力低下易引起的六种病症 ●→

孩子免疫力低下，很容易患呼吸道感染性疾病。了解疾病原因，生病期间照顾好孩子的起居和饮食，借助中医推拿进行辅助治疗，可以让身体更快康复。

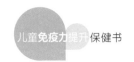

反复感冒

● 病症解析

引发感冒的原因有很多，各种病毒和细菌感染是较常见的原因，营养不良、缺乏锻炼、过度疲劳及有过敏体质的孩子，因为身体抵抗力低，也很容易发生感冒。感冒的主要表现有鼻塞、流涕、打喷嚏、咳嗽、咽痛等。感冒一年四季均可发生，但在气候突变时多发，经常患感冒的孩子，机体抵抗力会不断下降，也可能继发心肌炎等疾病。因此，对于小儿感冒，要积极预防、及时治疗。

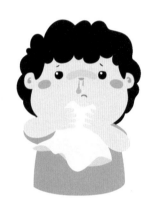

● 饮食调养

孩子的日常饮食营养均衡，有利于增强免疫力，对预防感冒有很好的功效。在孩子感冒后，饮食也是有效的辅助治疗手段。感冒期间，孩子的饮食要遵循以下几个原则。

 可补充一些易于消化、高热量、清淡爽口的流质、半流质食物，如米粥、牛奶、新鲜蔬菜、水果等，这些食物可减轻消化负担，有利于感冒的康复，还能保证吸收足够的营养，提高免疫力。尽量少吃肉类、辛辣、油腻等食物。

 感冒期间不要给孩子喝冰镇饮料，吃冰激凌、冰酸奶、冰水果等，这些食物不仅不利于感冒的康复，反而还会对肠胃功能产生不利影响。

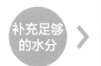

孩子感冒时，往往因发热、呼吸增快而增加水分消耗，家长要提醒孩子多喝水。孩子服用退烧药后更应注意补充水分，以免因大量出汗而引起虚脱。

● 日常护理

充分休息。减少孩子的体力活动，让其尽量不要外出，尤其是不要去人多的地方。建议让孩子卧床休息，睡眠有助于杀伤各种感冒病毒。

保持室内空气新鲜。即使孩子感冒了，也要每天不定时开窗通风，保持室内空气新鲜。同时，还应保持室内适宜的湿度，这样有助于孩子更顺畅地呼吸。

不建议自行给孩子服用中成药，因为中成药需要辨证使用。

平时要注意让孩子加强体育锻炼，多晒太阳，有利于增强体质。天气变化时，要及时给孩子增减衣物，避免因受凉或过多地出汗而导致感冒。在感冒高发季节，避免带孩子去人多拥挤的公共场所。如果家中大人感冒，需戴口罩，并尽量少与孩子接触。

● 中医推拿

开天门

穴位定位：位于两眉中间往上至前发际呈一直线。

推拿方法：用双手拇指交替推摩孩子的天门穴1～2分钟，每分钟120～150次。

功效：疏通经络、调和气血、祛除外感风邪及开窍醒脑。

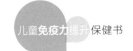

推坎宫

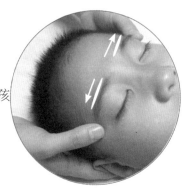

穴位定位：自眉头向眉梢的一条直线。

推拿方法：用双手拇指从眉头到眉梢分推孩子的坎宫穴1~2分钟，每分钟120~150次。

功效：疏风解表、醒脑明目、止头痛。

揉太阳

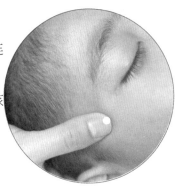

穴位定位：位于前额两侧，眉梢与目外眦连线，往后约一横指的位置。

推拿方法：用双手拇指的螺纹面分别按揉孩子的太阳穴，按揉50~100次。

功效：清肝明目、通络止痛。

揉风池

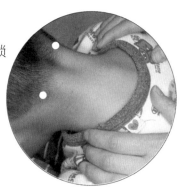

穴位定位：位于项部，当枕骨之下，在胸锁乳突肌与斜方肌之间的凹陷处。

推拿方法：用拇指指腹按揉孩子的风池穴，按揉2~3分钟。

功效：驱风散寒、发汗解表。

反复呼吸道感染

● 病症解析

反复呼吸道感染是指抵抗力较弱的孩子在较长时间内反复不断地发生感冒、咽炎、扁桃体炎、气管炎、肺炎等呼吸道感染的现象，是儿科临床常见病，起病多较急，可有发热、流涕、鼻塞、打喷嚏伴轻咳等症状，有的孩子可有呕吐、腹泻等症状。若治疗不当，会导致哮喘、心肌炎、肾炎等疾病，严重影响孩子生长发育与身体健康。

反复呼吸道感染形成的因素较为复杂，多为先天性因素或机体免疫功能低下或微量元素和维生素缺乏，或喂养方式不当，以及遗传、护理、居住环境等多种因素综合作用的结果。儿童免疫功能较低，易患呼吸道感染性疾病。此外，长期偏食、挑食及耐寒力差的孩子也易患呼吸道感染性疾病。另外，大气污染对呼吸道疾病也有影响。

● 饮食调养

根据孩子的年龄选择合适的食材，保证营养均衡。

应多吃一些健脾益气的食物，增强身体抵抗力。

适当补充维生素A、维生素D等营养素。

● 日常护理

平时加强锻炼，注意保暖，多晒太阳，多让孩子呼吸新鲜空气。

生活环境保持整洁、通风，避免接触二手烟，尽量避免去人群密集的场所。

日常穿着应以棉质、穿脱方便、利于运动为宜。

积极寻找病因，进行对因治疗，并加强机体免疫功能，增强防御病毒的能力，减少呼吸道感染的次数。

● **中医推拿**

补脾经

穴位定位：拇指桡侧缘指尖到指根呈一直线。

推拿方法：用食、中二指指腹从孩子的拇指尖向指根方向直推100~300次。

功效：健脾胃、补气血、清湿热、化痰涎。

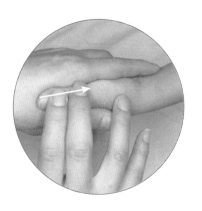

揉板门

穴位定位：位于拇指下，手掌大鱼际平面。

推拿方法：用拇指指端在孩子大鱼际平面的中点按揉100~300次。

功效：清热凉血、止血除烦、消食化积。

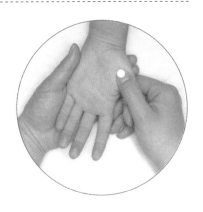

清肺经

穴位定位：在无名指末节螺纹面。

推拿方法：用拇指侧面或指腹从孩子的无名指指端向指根方向做直推，推200~300次。

功效：清肺泻热、化痰止咳。

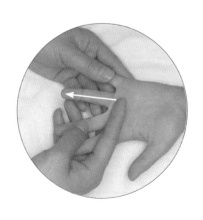

顺运内八卦

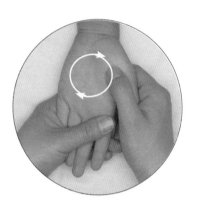

穴位定位：以手掌中心为圆心，以圆心至中指根横纹约2/3处为半径作圆，在此圆周上的八个点，即乾、坎、艮、震、巽、离、坤、兑，称为内八卦。

推拿方法：用拇指螺纹面按照乾、坎、艮顺序依次顺时针推运内八卦100~300次。

功效：宽胸膈、理气化痰、行滞消食。

揉肺俞

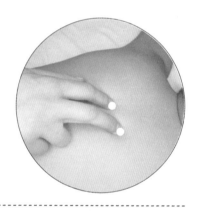

穴位定位：位于第三胸椎棘突下，即身柱穴旁开1.5寸。

推拿方法：用两手拇指或食、中二指指端揉孩子的肺俞穴50~100次。

功效：补虚损、止咳嗽。

捏脊

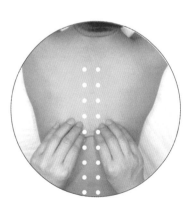

穴位定位：大椎穴至长强穴呈一直线。

推拿方法：手握空拳，拇指指腹与屈曲的食指桡侧部对合，挟持肌肤，拇指在前，食指在后。然后拇指向后捻动，食指向前推动，自下而上捏。每次捏3~5遍。

功效：调阴阳、理气血、通经络。

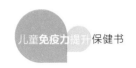

扁桃体炎

● 病症解析

扁桃体炎是常见的上呼吸道感染疾病，多由病毒或细菌感染引起，一旦吸入的病原微生物超出孩子扁桃体的防御能力，就会出现炎症反应，诱发扁桃体炎。其主要症状表现为咽部不适、发热、咽部疼痛，甚至吞咽、呼吸困难等。检查时可发现扁桃体红肿发炎，严重时甚至会有脓点或脓苔。扁桃体炎发病率高，可发生于任何年龄，多见于儿童及青少年。人体抵抗力下降时容易发病。

● 饮食调养

孩子患了扁桃体炎后，吞咽时往往疼痛难忍，应多吃一些清淡易消化的流质食物，如稀粥、鸡蛋羹等，忌吃辛辣、煎炸等刺激性、易上火的食物。

多吃富含维生素的食物，如绿叶青菜、西红柿、胡萝卜、梨等，对康复有一定帮助。

保证水分的摄入量。扁桃体炎常伴有发热的症状，要让孩子多喝温开水，以补充流失的水分。可适当喝一些酸性果汁，如猕猴桃汁、鲜橙汁等，有利于增进孩子的食欲。

● 日常护理

孩子患扁桃体炎时应卧床休息，减少体力活动，保持休息环境的空气清新、光线充足、温度和湿度适宜。家长不要在室内抽烟，以减少对孩子咽部的刺激。

吃完东西要立即漱口，以免口腔内留下食物残渣，导致病菌快速繁殖。

当孩子出现突发高热、食欲不振、全身乏力等症状时，要及时就医。

扁桃体炎如果治疗不及时会导致多种并发症，因此家长要对此病引起重视，在日常生活中注意预防，加强体育锻炼，注意饮食营养，流行病多发期尽量少带孩子去人群密集的场所。

● 中医推拿

清肺经

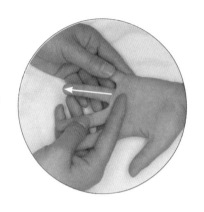

穴位定位：在无名指末节螺纹面。

推拿方法：用拇指侧面或指腹从孩子的无名指指端向指根方向做直推，推200～300次。

功效：清肺泻热、化痰止咳。

清大肠经

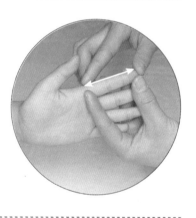

穴位定位：位于食指的桡侧缘，从虎口到指尖呈一直线。

推拿方法：用拇指指腹从孩子的虎口推向食指指尖方向，推100～300次。

功效：清利肠腑、导积滞、除湿热。

清天河水

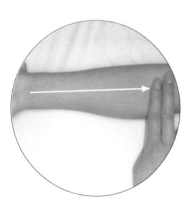

穴位定位：位于前臂正中总筋穴至洪池（曲泽）穴呈一直线。

推拿方法：用一只手握住孩子的手，掌侧向上，用另一只手的食指和中指指腹，从孩子的手腕推向手肘，推100～300次。

功效：清热解表、泻火除烦。

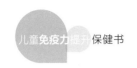

急性支气管炎

● 病症解析

急性支气管炎是因病毒、细菌、支原体等病原体感染所致的支气管黏膜的急性炎症，也可由空气中有害物质刺激支气管黏膜而引起，是婴幼儿常患的呼吸系统炎症性疾病，往往继发于上呼吸道感染之后，也常为肺炎的早期表现，其主要表现为咳嗽、咳痰、发热、疲乏等。该病一年四季均可发生，尤其在冬春季节或气候冷热突变时最为多见，一般7天左右可痊愈。

● 饮食调养

急性支气管炎患者以饮食清淡为主，食物既要营养丰富又要易消化吸收，应多吃新鲜蔬菜和水果。

进食要有规律、有节制，少食多餐。忌暴饮暴食，忌食生冷、肥腻、过酸、过咸或辛辣的食物。

有过敏史患儿，忌食海鲜等发物及致敏性食物。

● 日常护理

孩子发热时要注意让其卧床休息，选用物理降温或药物降温。对于咳嗽痰多的患儿，应经常变换体位，轻轻拍打其背部，使痰液易于排出。

室内保持空气新鲜，适当通风换气，但要避免对流风。要避免烟尘、异味及油烟的刺激。

尽量不要让患儿与其他患儿接触，减少继发细菌感染的机会。

注意多补充水分，多喝温开水，少喝饮料。

● 中医推拿

清肺经

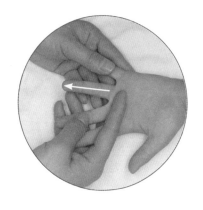

穴位定位：在无名指末节螺纹面。

推拿方法：用拇指侧面或指腹从孩子的无名指指端向指根方向做直推，推200～300次。

功效：清肺泻热、化痰止咳。

清天河水

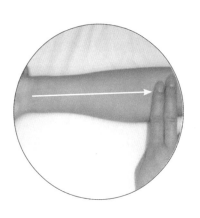

穴位定位：位于前臂正中总筋穴至洪池（曲泽）穴呈一直线。

推拿方法：用一只手握住孩子的手，掌侧向上，用另一只手的食指和中指指腹，从孩子的手腕推向手肘，推100～300次。

功效：清热解表、泻火除烦。

揉掌小横纹

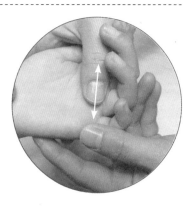

穴位定位：位于掌面食指、中指、无名指和小指掌指关节横纹处。

推拿方法：用拇指指腹按揉孩子的掌小横纹，按揉100～300次。

功效：宣肺、化痰、止咳、平喘。

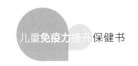

肺炎

● 病症解析

肺炎是由细菌或病毒等病原体及其他因素（如过敏）等所引起的肺部炎症，是小儿常见的一种呼吸系统疾病，主要表现有发热、咳嗽、气促、呼吸困难、肺部湿啰音等症状。肺炎一年四季均可出现，冬季较为严重，因为冬季较寒冷，空气质量也较差，孩子抵抗力差，呼吸道容易受到感染。肺炎是小儿常见病中比较严重的一种，对孩子的免疫力和生长发育影响较大，如果没有进行彻底有效的治疗，会出现多次复发并且伴有并发症。

● 饮食调养

肺炎患儿的食欲会比较差，应注意少食多餐，饮食宜清淡、易消化且营养丰富，以流质或半流质食物为主，如牛奶、鸡蛋羹、碎菜、稠粥等，多吃新鲜的水果和蔬菜，有利于缓解肺部炎症。忌吃煎炸、辛辣食物。

鼓励孩子多饮水，以湿润呼吸道黏膜，促进痰液排出，同时也可防止因发热而导致脱水的发生。

孩子患肺炎后，家长不要过早给孩子进补，以免增加肠胃的负担。

● 日常护理

时刻关注孩子的状态，密切观察孩子的体温变化、精神状态、呼吸情况。

要让孩子多休息。有发热、气促的孩子要卧床休息，气喘的孩子可采取半卧位。经常给孩子变化体位，可促进痰液排出，有利于康复。

居室环境要舒适。室温维持在20~24℃，相对湿度保持在50%左右。有些家长总担心孩子受凉，让卧室门窗紧闭，密不透风，这样容易导致空气混浊，反而对患儿极为不利。

保证呼吸道通畅。家长要及时清理孩子的鼻痂及呼吸道分泌物。痰多的患儿应该尽量将痰液咳出，防止因痰液排出不畅而影响康复。

● 中医推拿

揉掌小横纹

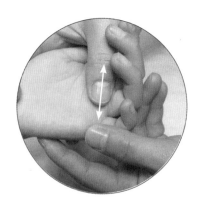

穴位定位：位于掌面食指、中指、无名指和小指掌指关节横纹处。

推拿方法：用拇指指腹按揉孩子的掌小横纹，按揉100～300次。

功效：宣肺、化痰、止咳、平喘。

推三关

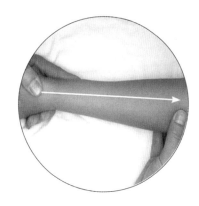

穴位定位：位于前臂桡侧，从肘部曲池穴至手腕根部呈一条直线。

推拿方法：用拇指或食、中二指指腹自孩子腕部推向肘部，推100～200次。

功效：温阳散寒、发汗解表、益气活血。

揉小天心

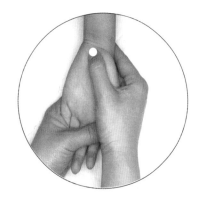

穴位定位：位于手掌大小鱼际交界处的凹陷部位。

推拿方法：用拇指指端揉孩子的小天心穴，揉100～300次。

功效：镇惊安神、益智、畅通经络。

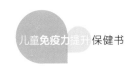

小儿腹泻

● 病症解析

小儿腹泻是一种由多种病原体、多因素引起的以大便次数增多和大便性状改变为特点的儿科病症，是我国婴幼儿最常见的疾病之一，也是造成儿童营养不良、生长发育障碍的主要原因之一。小儿腹泻分为感染性腹泻和非感染性腹泻。感染性腹泻是指由病毒、细菌等引起的腹泻，例如，孩子在进食过程中使用不干净的餐具，或者吃了污染过的食物。非感染性腹泻，可能是由喂养不当，孩子的饮食失调导致的；也可能是因为孩子消化系统发育不完全，对周围环境适应能力较差，当环境改变时就发生腹泻；再或者是孩子抵抗力差，不足以抵抗风邪的侵袭。总的来说，体质较弱、免疫力较低的孩子更容易发生小儿腹泻。

● 饮食调养

孩子腹泻期间进食应遵循少吃多餐、由少到多、由稀到浓的原则。

轻度腹泻应停止摄入不易消化的食物、脂肪含量高的食物、蛋白质含量高的食物及富含粗纤维的食物。重度腹泻则需暂时短期禁食4~6小时，给消化道以适当的休息，禁食期间可补充淡盐水或淡糖水。

注意补充水分，防止脱水。孩子一旦发生腹泻，尤其是水分含量多、次数多、量大的腹泻，要及时服用口服补液盐，以补充丢失的水分和盐分，预防脱水。口服补液盐的用量要根据患儿的年龄来调整，且要少量多次，便于吸收。

● 日常护理

居家环境要保持清洁卫生，孩子的玩具、衣物要经常清洗并消毒。孩子的餐具应与大人分开，每次使用完毕后要清洗干净，并进行消毒处理。加强孩子个人卫生，养成饭前便后洗手的好习惯，避免病从口入。

孩子如果腹泻次数多，容易发生尿布皮炎，因此孩子每次便后，要用温水给他清洗臀部，然后擦干并涂抹凡士林或其他润肤露。

注意腹部保暖，以免腹部受凉使肠道蠕动加快而加重腹泻。可以用干毛巾包裹腹部或热水袋敷腹部，为腹部保温。

● 中医推拿

操作方法：摩腹做起来很简单，让孩子平躺，家长用热水洗手或者摩擦生热，然后逆时针给孩子摩腹3分钟。一定要注意是逆时针，因为顺时针摩腹能通便，逆时针摩腹才能止泻。摩腹之后，可以再揉肚脐1分钟。揉肚脐有利于补充肚子的元气，让肠胃早点恢复正常功能。

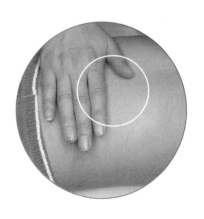

补脾经

穴位定位：拇指桡侧缘指尖到指根呈一直线。

推拿方法：用食、中二指指腹从孩子拇指尖向指根方向直推 100～300次。

功效：健脾胃、补气血、化痰涎。

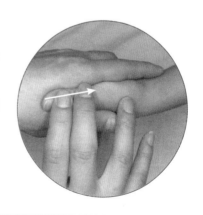

补大肠经

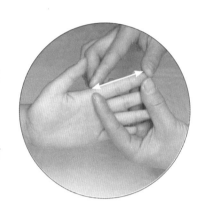

穴位定位：食指桡侧（近拇指一侧），自指尖至虎口（食指与拇指的手掌部衔接处）呈一条直线。

推拿方法：用拇指侧面或指腹从孩子食指尖向虎口直推，推150次。

功效：涩肠固脱、温中止泻。

上推七节骨

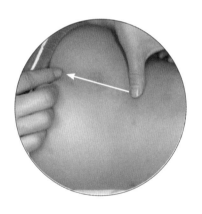

穴位定位：位于骶骨后正中部位，第四腰椎至尾椎骨端（长强穴）呈一条直线。

推拿方法：用拇指桡侧面或拇指指腹自下向上直推七节骨，推200次。

功效：固涩止泻。

揉足三里

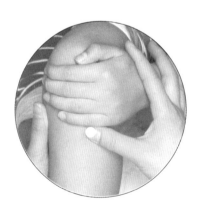

穴位定位：位于小腿外侧，外膝眼下3寸，胫骨前缘旁开1寸处。

推拿方法：用拇指指腹在孩子足三里穴上按ws顺时针方向揉50次。

功效：调理胃肠、导滞消胀。